Shruti Tyagi
Niranjanaprasad Indra B.
S. Gokkulakrishnan

Abordagens cirúrgicas da articulação temporomandibular

Shruti Tyagi
Niranjanaprasad Indra B.
S. Gokkulakrishnan

Abordagens cirúrgicas da articulação temporomandibular

Uma revisão exaustiva das várias abordagens cirúrgicas da articulação temporomandibular

ScienciaScripts

Cover image: www.ingimage.com

This book is a translation from the original published under ISBN 978-620-8-22595-7.

Publisher:
Sciencia Scripts
is a trademark of
Dodo Books Indian Ocean Ltd. and OmniScriptum S.R.L publishing group

120 High Road, East Finchley, London, N2 9ED, United Kingdom
Str. Armeneasca 28/1, office 1, Chisinau MD-2012, Republic of Moldova, Europe
Printed at: see last page
ISBN: 978-620-8-30567-3

<u>RECONHECIMENTO</u>

Toda a gente já deve ter ouvido este ditado: "A confiança vem naturalmente com o sucesso, mas o sucesso vem para aqueles que são confiantes, esse é o segredo por detrás de tudo."

Um dos objectivos mais importantes é conseguir um equilíbrio entre os conhecimentos teóricos e práticos. Para além dos meus esforços, o sucesso desta dissertação depende em grande medida do incentivo e das orientações de muitos outros. Aproveito esta oportunidade para exprimir a minha gratidão às pessoas que foram fundamentais para a conclusão bem sucedida desta dissertação.

Antes de mais, gostaria de expressar a minha intensa gratidão para com os meus pais, **Dr. Satish Tyagi** e **Sra. Rekha Tyagi**, que fizeram inúmeros sacrifícios pela minha educação, desenvolvimento da minha personalidade e enquadramento como ser humano, que nunca poderão ser reembolsados. Gostaria de exprimir um agradecimento especial ao **Sr. Rishabh Tyagi** pelo seu apoio constante e por acreditar em mim para que eu pudesse realizar esta tarefa.

É uma grande honra expressar o meu respeito e gratidão ao meu guia **Dr. Niranjana Prasad Indra B** Professor, Departamento de Cirurgia Oral e Maxilofacial, Instituto de Ciências Dentárias, Bareilly. A sua excelência personificada com as mais elevadas ideias e as mais profundas convicções, que foram verdadeiramente inspiradoras para mim e continuarão a sê-lo no futuro.

É uma grande honra expressar o meu respeito e gratidão ao **Dr. S. Gokkulakrishnan**, Professor, Diretor do Departamento de Cirurgia Oral e Maxilofacial, Instituto de Ciências Dentárias, Bareilly. A sua excelência personificada com as mais elevadas ideias e as mais profundas convicções, que foram verdadeiramente inspiradoras para mim e continuarão a sê-lo no futuro.

É de facto um privilégio ter a oportunidade de ser seu aluno. Agradeço-lhe sinceramente por me ter ensinado a pensar e a raciocinar enquanto aprendia, e por me ter inculcado o temperamento científico essencial para a investigação. Os seus imensos conhecimentos e a sua incansável busca da excelência académica e da simplicidade de abordagem têm sido uma fonte constante de encorajamento e inspiração ao longo do meu curso de pós-graduação.

É com um humilde sentimento de gratidão e apreço sincero que expresso os meus sinceros agradecimentos ao meu co-orientador, **Dr. Bhart Vashishat**, Professor Sénior, Departamento de Cirurgia Oral e Maxilofacial, Instituto de Ciências Dentárias, Bareilly, e ao meu mentor, **Dr. Niranjana Prasad**, Professor, **Dr. Himanshu Pratap Singh**, Leitor, **Dr. Archana Chaurasia**, Leitor, **Dr. Jitendra Kumar**, Professor Sénior, Departamento de Cirurgia Oral e Maxilofacial, Instituto de Ciências Dentárias, Bareilly.

Gostaria de agradecer aos meus superiores hierárquicos, **Dr. Sourav Mukherjee, Dr. Anand Mohan Singh, Dr. Arpit Singhal, Dr. Oruba Anjum, Dr. Chayan Bhatt** e **Dr. Saloni Bansal**, pela sua valiosa orientação, ajuda atempada, encorajamento e apoio ao longo do meu trabalho. Gostaria de agradecer aos meus colegas de grupo, **Dr. Deep Chakraborty, Dr. Deeksha Sharma, Dr. Jayant Verma, Dr. Sabnam Ahmed e Dr. Shyam Sundrani**, pelo seu apoio constante, pela sua ajuda e por tornarem extraordinários os meus momentos normais de trabalho.

Acima de tudo, curvo-me e agradeço especialmente a **Mahadev**, o Todo-Poderoso, que concedeu inúmeras bênçãos, conhecimentos e oportunidades para que eu pudesse finalmente realizar a dissertação.

Dr. Shruti Tyagi

Índice

RECONHECIMENTO 1

Introdução 5

Revisão da literatura 9

Anatomia funcional da articulação temporomandibular 22

Músculos da Mastigação 29

Considerações etiológicas sobre os distúrbios temporomandibulares 37

Biomecânica da Articulação Temporomandibular 46

Aspectos clínicos dos distúrbios da articulação temporomandibular 53

Diagnóstico por imagem da articulação temporomandibular 57

Abordagens cirúrgicas à articulação temporomandibular 65

Complicações da cirurgia da ATM 97

Resumo 106

Referências 108

Introdução

A ATM é uma articulação gengivo-artrodial, livremente móvel, com as cavidades articulares superior e inferior separadas pelo menisco. A superfície articular do côndilo mandibular e a fossa glenoide do osso temporal estão cobertas por densas fibras de colagénio.[1]

As cavidades são revestidas por tecido sinovial, com vilosidades que se estendem desde o menisco anterior e posterior até às fixações ao osso temporal e ao côndilo mandibular. O menisco em si é uma estrutura complexa. A região central do menisco, a pars gracilis, é constituída por colagénio avascular fino. O menisco projecta-se anteriormente para formar um processo em forma de pé, o pes meniscus. Este processo está ligado superiormente à eminência articular e ao ventre superior do músculo pterigoide lateral. Inferiormente, o menisco do pé está ligado ao côndilo através de uma membrana sinovial na margem superior da fixação do ventre inferior do músculo pterigoide lateral. [2] Esta zona é altamente vascularizada, com vasos que irrigam o músculo pterigóideo lateral e as estruturas da articulação. A fixação posterior do menisco é a zona bilaminar, composta por dois estratos de fibras separados por uma zona central composta por tecido conjuntivo areolar frouxo. Nesta região posterior, o menisco é altamente vascularizado e é designado por genu vasculosa (joelho vascular). O menisco posterior liga-se através do estrato superior à placa timpânica do osso temporal. O estrato inferior liga-se da pars posterior do menisco ao colo do côndilo. Medial e lateralmente, o menisco está fortemente ligado aos pólos do côndilo, que são independentes das fixações da cápsula.[2] Assim, o menisco forma uma estrutura semelhante a uma capa sobre a superfície articular do côndilo, formando a cavidade articular inferior. Inferiormente, as fibras de colagénio da cápsula fixam-se medial e lateralmente ao colo do côndilo, independentemente do menisco. Superior e medialmente, a cápsula liga-se à placa timpânica e à linha de sutura entre o escama temporal e o osso esfenoide. Lateralmente, liga-se ao bordo inferior do processo zigomático do osso temporal. Posteriormente, as fibras da cápsula estendem-se desde a placa timpânica até ao aspeto posterior do côndilo. [2]

O ligamento colateral da articulação é designado por ligamento temporomandibular. Estende-se a partir da superfície inferolateral do arco zigomático na extensão superior anterior da cápsula e progride posterior e inferiormente para se fixar na borda anterior lateral do colo do côndilo. Imediatamente por cima da cápsula e do ligamento temporomandibular encontra-se a fáscia parotideomassetérica, que se fixa firmemente ao bordo inferior do arco zigomático. Quanto mais superficial for a fáscia parotideomassetérica durante a função, as fixações anterior e posterior do menisco permitem que o menisco rode posteriormente à medida que o côndilo se desloca anteriormente.[3]

O menisco estabiliza o côndilo mandibular convexo contra a fossa glenoide concavo- convexa e a eminência articular. As vilosidades posteriores das cavidades articulares superior e inferior desdobram-se com a translação, enquanto as vilosidades anteriores se desdobram na posição de repouso. A cápsula tem laxidez suficiente para permitir a translação e o movimento de articulação, mas continua a dar apoio à articulação. A articulação temporomandibular funciona como um pêndulo que permite a translação, mas resiste ao deslocamento anormal do côndilo lateral.[4]

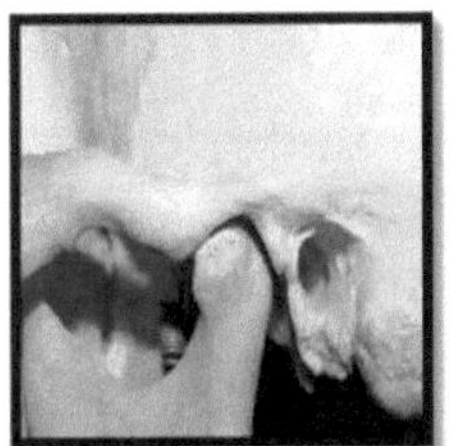 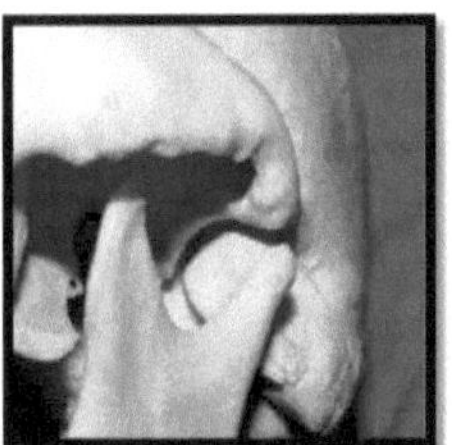 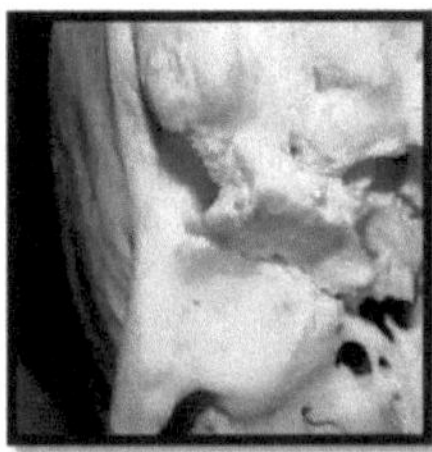

Figura 1: A) A articulação temporomandibular esquerda vista sob o aspeto sagital num crânio seco. B) A articulação temporomandibular esquerda vista sob o aspeto oblíquo/coronal num crânio seco. C) A fossa glenoide esquerda e a eminência articular

A fáscia temporal superiormente é uma camada de fáscia espessa, tendo origem no tendão aponeurótico do músculo temporal. A fáscia temporal continua inferiormente em direção ao arco zigomático e divide-se em duas camadas bem definidas. A divisão da camada da fáscia ocorre ao mesmo nível ou ligeiramente abaixo da formação do tendão muscular terminal.[4] O espaço entre as duas camadas da fáscia, os componentes superficial e profundo, é preenchido por tecido adiposo e é incompletamente separado em compartimentos por traços irregulares de tecido conjuntivo denso entre as duas camadas.

A camada superficial mais espessa liga-se ao serviço externo do arco zigomático. A camada profunda e mais fina da fáscia temporal funde-se com o periósteo na superfície interna do arco zigomático. A fáscia parotideomassetérica é uma fáscia complexa da glândula parótida e do músculo masseter. O músculo masseter é coberto superficialmente por esta fáscia, que se fixa superiormente ao periósteo do arco zigomático. Posteriormente à margem anterior do músculo masseter, a fáscia divide-se em duas camadas. Uma camada superficial espessa cobre a glândula parótida com conexões firmes com o tecido interlobular glandular. Uma fina camada profunda continua posteriormente até à margem posterior do músculo masseter.[5]

Revisão da literatura

Dingman RO et al., (1962)[1] este estudo baseou-se na dissecção de 100 metades faciais. O estudo foi concebido para definir as relações do ramo mandibular do nervo facial com a mandíbula e, assim, ajudar o operador a planear a abordagem ao corpo da mandíbula. Quer seja através da exposição limitada utilizada para a redução aberta de fracturas mandibulares ou da exposição ampla utilizada para a dissecção radical do pescoço.

Kayat al et al., (1979)[2] realizaram uma tentativa de melhorar a visibilidade e a segurança na abordagem cirúrgica do arco malar e da articulação da mandíbula, tendo sido realizada a dissecção anatómica de 56 metades faciais neste estudo. Foram feitas observações sobre a relação da bifurcação do nervo facial e seu ramo temporal com pontos de referência ósseos. A segurança da abordagem do arco malar através da bolsa formada pela divisão da parte inferior da fáscia temporal foi enfatizada neste estudo.

L Popwich, et al., (1982)4 modificaram a abordagem que tem sido empregue com sucesso no tratamento cirúrgico de vinte e oito pacientes com uma grande variedade de distúrbios da ATM. Demonstrou uma abordagem pré-auricular modificada para o aparelho temporomandibular. A técnica não é nova, mas combinou os conceitos de Al-Kayat e Bramley e de Dunn e acrescentou várias modificações. Esta técnica é superior à técnica pré-auricular clássica e, com as modificações, obtêm-se várias vantagens distintas.

Kreutziger Kl et al., (1982)3 realizaram um estudo para avaliar o uso do microscópio que revolucionou muitos procedimentos cirúrgicos, microtécnicas para explorar e reconstruir a articulação temporomandibular. A determinação de condições patológicas e a observação da função-disfunção da articulação temporomandibular são dramáticas e gratificantes. A cirurgia de precisão utilizando microinstrumentos, microagulhas, microbrocas e cauterização bipolar permite uma precisão técnica que anteriormente era impossível.

Walters PJ et al., (1983)5 Realizaram o estudo para avaliar a abordagem pós-auricular à articulação temporomandibular para a reparação de desarranjos internos que proporciona um método seguro e previsível de obter a exposição máxima dos tecidos envolvidos, com distorção tecidular minimizada e uma estética pós-operatória óptima.

Kreutziger KL, et., (1984)[6] que efectuou o estudo para avaliar o estudo da anatomia cirúrgica que é altamente específica e se correlaciona bem com as abordagens cirúrgicas à articulação temporomandibular (ATM). As incisões pré-auriculares, endaurais e pós-auriculares são utilizadas na cirurgia convencional e na microcirurgia da ATM. O estudo concluiu que o retalho cutâneo-fascial básico é desenvolvido em todas as três incisões - pré-auricular, endaural e pós-auricular.

Obwegeser HL et al., (1985)7 descreveram a abordagem anatómica e cirúrgica detalhada da articulação temporomandibular (ATM), da órbita e do espaço retromaxilar-infratemporal através de desenhos e fotografias tiradas durante a cirurgia. Esta abordagem foi defendida por permitir qualquer acesso desejável aos campos operatórios sem deixar uma cicatriz visível na face e também por preservar o côndilo e, assim, a integridade da ATM.

Sawhney CP et al., (1986)[8] efectuaram o estudo com artroplastia interposicional utilizando um cilindro acrílico em 70 casos de anquilose óssea da articulação temporomandibular. O diagnóstico foi estabelecido quando a restrição da abertura bucal estava associada à evidência radiológica de deformação do côndilo, obliteração do espaço articular e formação óssea anormal dentro e ao redor da articulação. O tratamento cirúrgico incluiu a criação de um espaço elíptico transversal entre os dois componentes ósseos da articulação, utilizando uma broca neurocirúrgica e perfurante e um cinzel através de uma abordagem pré-auricular e interposição de um cilindro de acrílico.

Walker RV et al., (1987)[9] realizaram um estudo em 50 pacientes que tinham sido submetidos a cirurgia da articulação temporomandibular (ATM) devido a dor crónica na articulação, limitação da abertura da boca e ruído na articulação. Estes doentes foram diagnosticados como tendo um desarranjo interno (deslocação do disco) da ATM. A técnica cirúrgica corretiva consistiu na remoção de 2-4 mm do topo do côndilo, libertando o disco deslocado e suturando-o firmemente sobre o coto condilar e à cápsula lateral. Os doentes foram submetidos a um período de fisioterapia de três meses para reabilitar a articulação. Os resultados mostraram que os sinais e sintomas pré-operatórios dos pacientes foram resolvidos sem recidiva.

Kryshtalskyj B et al., (1989)[10] vinte articulações temporomandibulares (ATMs) foram operadas para a correção de desarranjos internos confirmados artrograficamente, utilizando uma abordagem pré-auricular modificada. No pós-operatório, três dos 20 pacientes testados exibiram síndrome auriculotemporal, conforme deduzido de um teste de iodo de cadeia. A manifestação era subclínica e consistia em transpiração apenas sobre a distribuição dos nervos auriculotemporal e grande auricular em resposta a um estímulo gustativo. A resposta era variável de doente para doente.

Politis C et al., (1989)[11] efectuaram um estudo em 40 pacientes (51 articulações) submetidos a 71 procedimentos cirúrgicos na articulação temporomandibular (ATM). As indicações para cirurgia incluíam disfunção dolorosa da ATM, não aliviada por tratamento conservador com duração mínima de 12 meses, ou luxação anterior completa do disco que não respondia ao tratamento conservador durante três a seis meses. O primeiro procedimento cirúrgico na ATM teve um resultado excelente ou bom em 29/51 (57%) articulações: 6/14 (42,9%) condilectomias altas; 5/8 (62,5%) condilectomias altas com procedimento de plicatura; 15/24 (62,5%) procedimento de plicatura.

Moses JJ et al., (1989)[12] realizaram um estudo para avaliar a abordagem endaural à articulação temporomandibular, que ultrapassa algumas das desvantagens associadas às abordagens posterolateral e anterolateral superior comummente utilizadas. A técnica permite uma melhor visualização e acesso à instrumentação, especialmente aos canais articulares lateral e medial, e à região anterolateral do espaço articular superior. Isto permitiu a observação do fenómeno de impacto lateral que ocorre no espaço articular superior lateral. A triangulação e, por conseguinte, o tipo de cirurgia efectuada foram grandemente facilitados por esta abordagem.

Pogrel MA et al., (1990)[13] reviram a anatomia cirúrgica, a técnica de colheita e foram descritas várias utilizações do retalho músculo-fáscia temporal na cirurgia da ATM. A fáscia temporal, com uma espessura variável do músculo temporal, pode ser colhida como um retalho axial com base nas artérias e veias temporais médias e profundas. O suprimento sanguíneo confiável, a proximidade com a ATM e a capacidade de alterar o arco de rotação, baseando o retalho inferiormente ou posteriormente, fazem deste um retalho versátil para o revestimento da articulação temporomandibular.

Kaban LB et al., (1990)[14] realizaram um estudo sobre o protocolo de tratamento da anquilose da articulação temporomandibular (ATM) que consiste em 1) ressecção agressiva, 2) coronoidectomia ipsilateral, 3) coronoidectomia contralateral quando necessário, 4) revestimento da ATM com fáscia temporal ou cartilagem, 5) reconstrução do ramo com um enxerto costocondral, 6) fixação rígida e 7) mobilização precoce e fisioterapia agressiva. O protocolo foi avaliado retrospetivamente nos primeiros 14 pacientes tratados e acompanhados no pós-operatório por pelo menos 1 ano. A média da abertura interincisal máxima pós-operatória em 1 ano foi de 37,5 mm (aumento médio de 292,36%), as excursões laterais estavam presentes em 16 das 18 articulações e a dor estava presente em 2 das 18 articulações. Os resultados deste estudo indicam que este protocolo é eficaz para o tratamento da anquilose da ATM.

Weinberg S et al., (1992)[15] Realizaram o estudo em 68 pacientes operados consecutivamente que foram submetidos a uma variedade de operações à articulação temporomandibular utilizando uma abordagem pré-auricular e foram avaliados quanto à função do nervo facial após a cirurgia. Destes, nove pacientes (10,84%) apresentaram sinais de lesão do nervo facial, com envolvimento dos ramos temporal e zigomático. A incidência de lesão do nervo facial foi maior em pacientes submetidos à cirurgia prévia da articulação temporomandibular do que em pacientes com articulações não operadas anteriormente. O estudo concluiu que a cicatrização dos tecidos como resultado de uma cirurgia prévia da articulação temporomandibular pode aumentar significativamente o risco de lesão do nervo facial durante uma cirurgia subsequente da articulação temporomandibular.

Nitzan DW et al., (1998)[16] propuseram uma hipótese relativa ao valor de manter o côndilo e o disco fracturados na sua posição deslocada na anquilose de tipo III para uma função e crescimento óptimos da articulação temporomandibular (ATM). O estudo concluiu que o tratamento de doentes com anquilose da ATM de tipo III deve envolver a retenção e não a remoção do côndilo e do disco deslocados. O côndilo e o disco são deixados intactos na sua posição medial precária, de modo a proporcionar uma função e um crescimento normais.

Chidzonga MM et al., (1999)[17] analisaram a etiologia, o sexo, a idade na altura do tratamento, as caraterísticas clínicas, os achados radiográficos, as técnicas anestésicas, o tratamento cirúrgico, as complicações e os resultados em 32 pacientes com anquilose da articulação temporomandibular. O trauma e a infeção foram as causas mais comuns de anquilose. A faixa etária de 21 a 30 anos foi a que mais apresentou casos de trauma. Vinte (63%) dos pacientes apresentavam anquilose bilateral. O estudo concluiu que a não realização de exercícios de abertura da mandíbula foi a principal causa de recidiva.

Talebzadeh N et al., (1999)[18] neste estudo, a relação dos ramos do nervo trigémeo e dos vasos infratemporais com o arco zigomático e o ligamento capsular medial da articulação temporomandibular foi realizada em 20 dissecções cadavéricas A distância transversal média do arco zigomático à artéria meníngea média foi de 31 mm A distância transversal da artéria carótida ao arco zigomático foi uma média de 37,5 mm. O estudo concluiu que as artérias, nervos e veias estão próximos ao aspeto medial da ATM. O conhecimento dessas relações pode orientar o cirurgião sobre o aspeto medial da ATM e pode ajudar a prevenir complicações associadas a essas estruturas.

Vilela MD et al., (2004)[19] realizaram um estudo sobre a abordagem pré-auricular subtemporal-infratemporal (PSI), que é normalmente utilizada para a ressecção de tumores clivais e outras lesões anteriores ao tronco cerebral. Um dos passos cirúrgicos desta abordagem é uma osteotomia condilar ou uma condilectomia, que frequentemente leva a disfunção da articulação temporomandibular. O autor descreveu uma modificação da abordagem PSI que preserva a articulação temporomandibular sem sacrificar a capacidade de mobilizar a artéria carótida interna petrosa ou obter acesso cirúrgico ao clivus e tronco cerebral anterior.

Politi M et al., (2004)[20] objetivo do presente estudo foi melhorar a segurança e a visibilidade na abordagem cirúrgica da articulação temporomandibular (ATM). Apesar do desenvolvimento de uma miríade de abordagens cirúrgicas à ATM, o nervo facial continua em risco de ser danificado. Por este motivo, o presente estudo apresenta uma abordagem cirúrgica adicional e segura para evitar lesões do nervo facial durante a cirurgia da ATM, denominada "abordagem subfascial profunda".

Reiter S et al., (2004)[21] O objetivo deste artigo é descrever o diagnóstico diferencial da limitação da extremidade dura da abertura com ênfase nas ferramentas clínicas utilizadas para diferenciar entre a fonte muscular da limitação da extremidade dura e outras fontes de limitação da extremidade dura. O estudo concluiu que, uma vez que se suspeita de trismo, a DTM deve ser excluída. No entanto, não é raro encontrar a utilização deste termo para descrever a limitação grave da abertura por outras causas que não o mioespasmo

X Alomar et at., (2007)[22] realizaram um estudo para avaliar a anatomia da articulação temporomandibular (ATM), também conhecida como articulação mandibular, utilizando a técnica de ressonância magnética e concluíram que a RM mostra com exatidão as estruturas da ATM e é a melhor técnica para correlacionar e comparar os componentes da ATM, tais como osso, disco, fluido, cápsula e ligamentos, com amostras de autópsia.

J.C. Vilanova et al., (2007)[23] efectuaram um estudo para avaliar a principal razão para a imagiologia da ATM. É obrigatório ter um conhecimento correto da anatomia e função normal da articulação que se correlaciona com os estudos de imagem convencionais e transversais. A ATM é ilustrada por imagens, tomografia computadorizada e técnica de ultrassom.

Chow TK et al., (2007)[24] efectuaram um estudo sobre abordagens cirúrgicas abertas à osteoartrite da ATM, incluindo desarranjos internos, que é considerada a linha terciária de cuidados após o protocolo conservador ou mesmo procedimentos artroscópicos. Como estratégia de prática baseada em evidências para rever criticamente a literatura temporomandibular, mais estudos mostram que os tratamentos cirúrgicos proporcionam benefícios reconhecidos a doentes refractários a terapias não cirúrgicas. Embora haja menos disputas pela cirurgia aberta na gestão de patologias articulares, a libertação de anquilose óssea, o momento da cirurgia e os métodos de reconstrução seriam de interesse académico para a investigação clínica.

Ingawale S et al., (2009)[25] efectuou o estudo para avaliar as opções de tratamento das DTM que precisam de ser analisadas de forma mais completa para avaliar possíveis melhorias das opções disponíveis e a introdução de novas técnicas. Avaliou também a cinética e a cinemática da ATM, o que permite compreender a estrutura e a função da ATM normal e doente para prever as alterações devidas a alterações e propor métodos de tratamento mais eficientes.

Yang L et al., (2012)[26] realizaram o estudo com o objetivo de avaliar a segurança, a utilidade e a morbilidade associadas ao tratamento de fracturas subcondilianas mandibulares utilizando a abordagem transparotídea retromandibular e de avaliar a estabilidade de um sistema de fixação com uma única miniplaca de 2 mm para essas fracturas. Quarenta e dois casos com 48 fracturas subcondilianas mandibulares foram analisados prospectivamente durante 12 meses e avaliados quanto aos resultados funcionais, cicatriz, complicações pós-operatórias e estabilidade da fixação.

Wolford LM et al., (2012)[27] realizaram o estudo sobre A previsibilidade dos resultados e a limitação da correção das deformidades relacionadas com a mandíbula e a ATM a uma operação de grande envergadura podem, normalmente, ser melhor conseguidas se se esperar até que o crescimento facial esteja normalmente completo. Alguns procedimentos cirúrgicos necessários podem ter um efeito adverso no crescimento facial subsequente. Existem indicações definitivas para a cirurgia precoce, tais como anquilose, transplantes de centros de crescimento (ou seja, enxertos de costelas ou esternoclaviculares), disfunção mastigatória, remoção de tumores, obstrução das vias aéreas, apneia do sono e factores psicossociais. A cirurgia da ATM e a cirurgia ortognática podem ser efectuadas de forma segura e previsível na mesma operação.

Komune N et al., (2014)[28] descreveram a anatomia microcirúrgica da ressecção subtotal do osso temporal (STBR) combinada em bloco com a ressecção da glândula parótida e da articulação temporomandibular (ATM). A RTST pode ser combinada com a parotidectomia total e a ressecção da ATM se o tumor se estender para a glândula parótida, ATM ou nervo facial. Neste estudo, eles descreveram a anatomia microcirúrgica passo a passo da RTEB em bloco com a glândula parótida e a ATM. A técnica cirúrgica descrita combina 3 abordagens: a cervical alta, a da fossa subtemporal-infratemporal e a retromastoide-paracondilar.

Larheim TA et al., (2015)[29] apresentaram uma revisão sobre a imagiologia da articulação temporomandibular (ATM) utilizando a TCFC. Centra-se na precisão do diagnóstico e no valor da TCFC em comparação com outras modalidades de imagiologia para a avaliação das ATMs em diferentes categorias de pacientes: osteoartrite (OA), OA juvenil, artrite reumatoide e doenças articulares relacionadas, artrite idiopática juvenil e outras condições intra-articulares. Por último, são acrescentadas secções sobre outros aspectos da investigação em TCFC relacionados com a ATM, a tomada de decisões clínicas e as observações finais.

HofTman D et al., (2015)[30] realizaram o estudo para avaliar as complicações da cirurgia da articulação temporomandibular (ATM), mesmo nas melhores mãos cirúrgicas e intenções cirúrgicas, podem ocorrer complicações. O advento da cirurgia artroscópica minimizou os eventos adversos e tem sido uma grande ajuda para muitos pacientes cirúrgicos. A simplificação de muitos dos procedimentos de artroplastia pode ser benéfica para os doentes e ser efectuada de forma previsível e bem sucedida com uma taxa mínima de complicações.

Qiu YT et al., (2016)[31] efectuaram uma avaliação retrospetiva para investigar se a abordagem pré-auricular multicamada (VMPA) guiada por via vascular à articulação temporomandibular (ATM) poderia melhorar o acesso e diminuir as complicações. Todos os pacientes (606 articulações) que foram submetidos a cirurgias bem sucedidas da ATM através da VMPA. Todas as incisões cicatrizaram favoravelmente com uma recuperação sem intercorrências. Nenhum paciente desenvolveu fraqueza permanente do nervo facial ou outras complicações graves. O estudo concluiu que o APVP pode fornecer acesso direto e visibilidade favorável à região da ATM e produzir bons resultados estéticos e funcionais. A VMPA pode ser considerada a abordagem de escolha para cirurgias comuns da ATM.

Hakim TA et al., (2017)[32] O objetivo do estudo é comparar as duas abordagens extra-orais à ATM, nomeadamente a abordagem pré-auricular e retromandibular, no tratamento de fracturas condilares da mandíbula. O estudo concluiu que ambas as abordagens têm bons resultados no tratamento de fracturas condilares, sendo a abordagem retromandibular de fácil acesso e fixação. Assim, pode sempre dar-se preferência à abordagem retromandibular em relação à abordagem pré-auricular no tratamento da fratura condilar, exceto em alguns casos em que a abordagem pré-auricular é a única opção, como a luxação anteromedial ou a luxação medial completa do segmento condilar.

Dimitroulis G et al., (2018)[33] descreveram os distúrbios da articulação temporomandibular (ATM) que podem se apresentar clinicamente com dor na mandíbula e restrição da abertura da boca. O objetivo deste artigo foi fornecer uma visão geral das actuais estratégias de tratamento disponíveis na gestão de distúrbios da ATM. Foram discutidas as opções de tratamento conservador e cirúrgico, uma vez que não existe um tratamento único para as disfunções temporomandibulares (DTM), que englobam uma vasta gama de diagnósticos.

Matsubara R et al., (20 1 8)[34] efectuaram um estudo para investigar as correlações entre vários achados da articulação temporomandibular na RMN e as relações entre os achados da RMN e os sintomas. O estudo incluiu 425 doentes com perturbações da articulação temporomandibular que foram submetidos a RMN. O estudo concluiu que a deslocação do disco sem redução e a efusão de alto grau estavam associadas a sintomas de DTM. Os resultados sugerem que os doentes com sintomas de DTM devem ser submetidos a uma RMN inicial para permitir uma seleção rápida da terapêutica adequada.

Koirala U et al., (2021)[35] O objetivo deste estudo foi avaliar a segurança e a morbilidade da abordagem transparotídea retromandibular para redução aberta e fixação interna de fracturas mandibulares subcondilares. Este estudo incluiu 29 pacientes com 35 fracturas mandibulares subcondilares que foram submetidos a redução aberta e fixação interna através da abordagem transparotidea retromandibular. A variável primária do estudo foi a paralisia do nervo facial, enquanto as variáveis secundárias foram infeção, sialocele, fístula salivar, estabilidade dos segmentos fracturados, má oclusão pós-operatória, síndrome de Frey e cicatriz inestética. Todos os pacientes foram acompanhados por 6 meses.

Anantanarayanan P et al., (2021)[36] exposição cirúrgica e o acesso a esta intrincada articulação é um desafio devido à proximidade de várias estruturas vitais na região maxilofacial. São elaboradas as várias abordagens utilizadas para alcançar a articulação, juntamente com as vantagens e limitações de cada uma. Neste estudo, é apresentada uma breve descrição da lógica subjacente à escolha da incisão ideal para uma indicação clínica específica.

Wilkie G et al., (2022)[3] 8 este artigo revê as caraterísticas anatómicas funcionais do sistema articulatório, com um olhar sobre o significado clínico desta anatomia. É importante ter uma boa compreensão da anatomia, não só para ser capaz de diferenciar entre o que é fisiológico e o que é patológico, mas também para compreender os objectivos de algumas opções de tratamento. Um conhecimento sólido da anatomia é essencial e uma apreciação das caraterísticas anatómicas associadas à ATM pode servir de base para a compreensão do tratamento clínico das disfunções temporomandibulares.

Kucukguven A et al., (2022)[3] 7 este estudo teve como objetivo elucidar a fisiopatologia da dor temporomandibular, revelando a topografia da inervação da ATM, as suas variações e as suas relações com as estruturas anatómicas circundantes. Isto ajudará a criar um guia para intervenções temporomandibulares, infratemporais e pré-auriculares.

Shah B et al., (2023)[39] realizaram o estudo para avaliar as variações anatómicas da articulação temporomandibular que podem ser observadas nos estados oclusais estático e dinâmico. Também deve ser notado que o côndilo é um importante centro de crescimento para o esqueleto craniofacial, portanto, a patologia na ATM durante o desenvolvimento infantil pode levar à desarmonia da forma e função facial normal. Ao aderir aos princípios estruturais acima referidos, o tratamento da anatomia patológica da articulação temporomandibular através de cirurgia pode também alterar a posição mandibular e a oclusão

Wroclawski C et al., (2023)[40] este estudo fornece informações valiosas sobre os avanços recentes e significativos nos distúrbios da ATM e na sua gestão cirúrgica. Vários avanços recentes nas DTM e na cirurgia da articulação temporomandibular (ATM) aumentaram a compreensão e a capacidade de tratar os pacientes afectados. Os recentes avanços na epidemiologia das DTM, na artrite idiopática juvenil (AIJ) da ATM e nas técnicas e tecnologias cirúrgicas. O estudo concluiu que os avanços técnicos foram identificados na artroscopia da ATM, no tratamento da subluxação e deslocação da ATM e na reconstrução protética total alargada da ATM (eTMJR).

Anatomia funcional da articulação temporomandibular

A área onde a mandíbula se articula com o osso temporal do crânio é designada por articulação temporomandibular (ATM). A ATM é certamente uma das articulações mais complexas do corpo. Permite o movimento de articulação num plano e, por isso, pode ser considerada uma articulação ginglymoide. No entanto, ao mesmo tempo, também permite movimentos de deslizamento, o que a classifica como uma articulação artrodial. Assim, foi tecnicamente considerada uma articulação ginglymoarthrodial.[20]

A ATM é formada pelo encaixe do côndilo mandibular na fossa mandibular do osso temporal. O disco articular separa estes dois ossos da articulação direta. A ATM é classificada como uma articulação composta. Por definição, uma articulação composta requer a presença de pelo menos três ossos, mas a ATM é constituída por apenas dois ossos. Funcionalmente, o disco articular serve como um osso não ossificado que permite os movimentos complexos da articulação. Como o disco articular funciona como um terceiro osso, a articulação craniomandibular é considerada uma articulação composta.[21]

O disco articular é composto por tecido conjuntivo fibroso denso, na sua maior parte desprovido de quaisquer vasos sanguíneos ou fibras nervosas. A periferia extrema do disco, no entanto, é ligeiramente

inervado. No plano sagital, pode ser dividida em três regiões, de acordo com a sua espessura. A zona central é a mais fina e designa-se por zona intermédia. O disco torna-se consideravelmente mais espesso tanto antes como depois da zona intermédia. O bordo posterior é geralmente ligeiramente mais espesso do que o bordo anterior. Na articulação normal, a superfície articular do côndilo situa-se na zona intermédia do disco, delimitada pelas regiões anterior e posterior mais espessas.[14]

O disco articular está ligado ao ligamento capsular não só anterior e posteriormente, mas também medial e lateralmente. Este facto divide a articulação em duas cavidades distintas. A cavidade superior é delimitada pela fossa mandibular e pela superfície superior do disco.

A cavidade inferior é delimitada pelo côndilo mandibular e pela superfície inferior do disco. As superfícies internas das cavidades estão rodeadas por células endoteliais especializadas que formam um revestimento sinovial. Este revestimento, juntamente com uma franja sinovial especializada localizada na borda anterior dos tecidos retrodiscais, produz o líquido sinovial, que preenche ambas as cavidades articulares.[17]

Assim, a ATM é designada como uma articulação sinovial. Este líquido sinovial tem dois objectivos. Uma vez que as superfícies articulares da articulação não são vasculares, o líquido sinovial actua como um meio para fornecer requisitos metabólicos a estes tecidos. Existe uma troca livre e rápida entre os vasos da cápsula, o líquido sinovial e os tecidos articulares. O líquido sinovial também serve como lubrificante entre as superfícies articulares durante a função. As superfícies articulares do disco, do côndilo e da fossa são muito lisas, pelo que a fricção durante o movimento é minimizada.[18]

Inervação da articulação temporomandibular

A ATM é inervada pelo mesmo nervo que fornece a inervação motora e sensorial aos músculos que a controlam (o nervo trigémeo). Os ramos do nervo mandibular (V3) fornecem a inervação aferente. A maior parte da inervação é fornecida pelo nervo auriculotemporal à medida que deixa o nervo mandibular atrás da articulação e sobe lateralmente e superiormente para envolver a região posterior da articulação. A inervação adicional é fornecida pelos nervos temporal profundo e massetérico.[22]

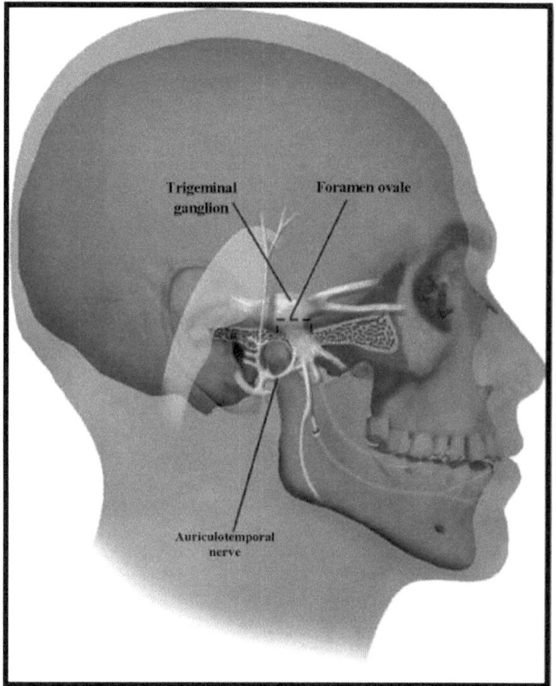

Figura 2

Anatomia vascular

A artéria carótida externa termina em dois ramos: a artéria temporal superficial e a artéria maxilar interna. A artéria e a veia temporais superficiais são rotineiramente ligadas durante

As abordagens pré-auriculares e o maxilar interno não são normalmente encontrados, a menos que seja efectuada uma condilectomia. Se for efectuada uma condilectomia, deve ter-se muito cuidado para proteger as estruturas profundas dos tecidos moles com a ajuda dos afastadores de Dunn Dautrey, uma vez que a artéria maxilar interna corre normalmente - aproximadamente 3 mm medialmente a partir da incisura midsigmoide. A artéria mais comummente lesada durante os procedimentos temporomandibulares é a artéria meníngea média.[32]

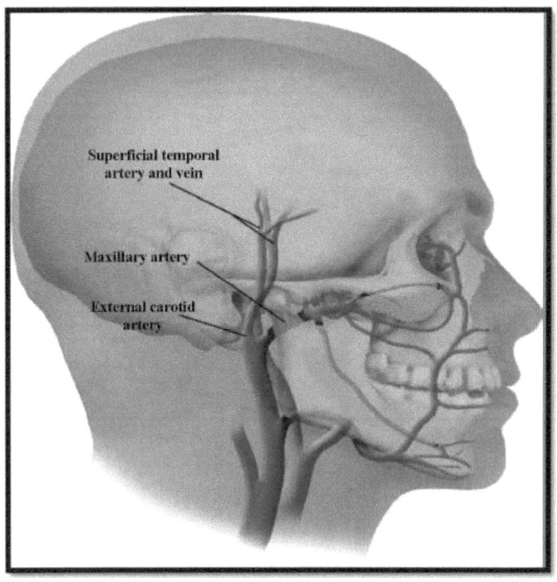

Figura 3: Artéria e veia temporal superficial, que correm logo abaixo do tecido subcutâneo anterior à cartilagem tragal

LIGAMENTOS DO TMJ

Três ligamentos funcionais suportam a ATM: (1) os ligamentos colaterais, (2) o ligamento capsular e (3) o ligamento temporomandibular.

Existem também dois ligamentos acessórios:

(4) os ligamentos esfenomandibulares e (5) os ligamentos estilomandibulares[18]

Ligamentos colaterais (discais): Os ligamentos colaterais ligam as bordas medial e lateral do disco articular aos pólos do côndilo. Eles são comumente chamados de ligamentos discais, e existem dois. O ligamento discal medial liga a borda medial do disco ao pólo medial do côndilo. O ligamento discal lateral liga o bordo lateral do disco ao pólo lateral do côndilo. Estes ligamentos são responsáveis por dividir a articulação mediolateralmente nas cavidades articulares superior e inferior.[18] Os ligamentos discais são verdadeiros ligamentos, compostos por fibras de tecido conjuntivo colagénio; por isso, não se esticam. Funcionam para restringir o movimento do disco para longe do côndilo. Por outras palavras, permitem que o disco se mova passivamente com o côndilo à medida que este desliza para a frente e para trás. As fixações dos ligamentos discais permitem que o disco seja rodado anterior e posteriormente sobre a superfície articular do côndilo. Assim, estes ligamentos são responsáveis pelo movimento de articulação da ATM, que ocorre entre o côndilo e o disco articular. A sua inervação fornece informações sobre a posição e o movimento da articulação. A tensão sobre estes ligamentos provoca dor.[18]

Ligamento capsular

Toda a ATM é envolvida e englobada pelo ligamento capsular. As fibras do ligamento capsular estão ligadas superiormente ao osso temporal ao longo das bordas das superfícies articulares da fossa mandibular e da eminência articular. Inferiormente, as fibras do ligamento capsular ligam-se ao colo do côndilo. O ligamento capsular actua para resistir a quaisquer forças mediais, laterais ou inferiores que tendam a separar ou deslocar as superfícies articulares. Uma função importante do ligamento capsular é envolver a articulação, retendo assim o líquido sinovial. O ligamento capsular é bem inervado e fornece feedback propriocetivo relativamente à posição e ao movimento da articulação.[15]

Ligamento temporomandibular

O aspeto lateral do ligamento capsular é reforçado por fibras fortes e apertadas que constituem o ligamento lateral ou o ligamento temporomandibular. O ligamento temporomandibular é composto por duas partes, uma porção oblíqua externa e uma porção horizontal interna.[18]

A porção externa estende-se da superfície externa do tubérculo articular e do processo zigomático póstero-inferiormente à superfície externa do colo do côndilo. A porção interna horizontal estende-se da superfície externa do tubérculo articular e do processo zigomático posterior e horizontalmente até ao pólo lateral do côndilo e à parte posterior do disco articular.[19]

Ligamento esfenomandibular

O ligamento esfenomandibular é um dos dois ligamentos acessórios da ATM. Surge da espinha do osso esfenoide e estende-se para baixo até uma pequena proeminência óssea na superfície medial do ramo da mandíbula chamada língula. Não tem quaisquer efeitos limitadores significativos no movimento mandibular.[18]

Ligamento estilomandibular

O segundo ligamento acessório é o ligamento estilomandibular. Surge do processo estiloide e estende-se para baixo e para a frente até ao ângulo e ao bordo posterior do ramo da mandíbula. Torna-se tenso quando a mandíbula está protruída, mas fica mais relaxado quando a mandíbula está aberta.[38]

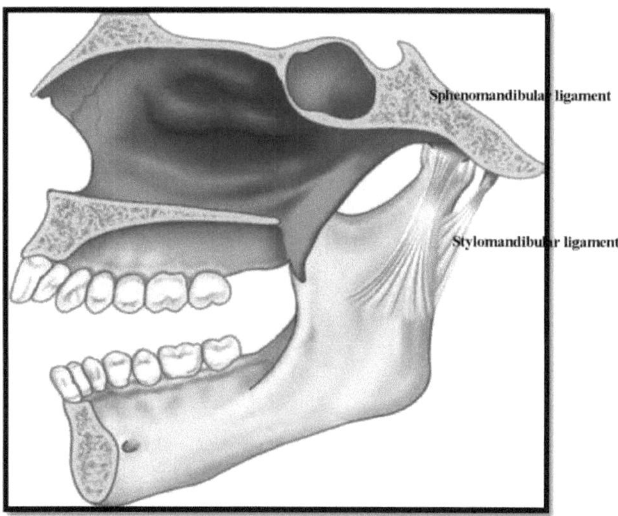

Figura 4: O ligamento estilomandibular limita assim os movimentos protrusivos excessivos da mandíbula

Músculos da Mastigação

Os componentes esqueléticos do corpo são mantidos juntos e movidos pelos músculos esqueléticos. Os músculos esqueléticos proporcionam a locomoção necessária para a sobrevivência do indivíduo. Os músculos são constituídos por numerosas fibras que variam entre 10 e 80 micrómetros de diâmetro. Cada uma destas fibras, por sua vez, é constituída por subunidades sucessivamente mais pequenas. Na maioria dos músculos, as fibras estendem-se a todo o comprimento do músculo, exceto em cerca de 2% das fibras. [33] Cada fibra é inervada por apenas uma terminação nervosa, localizada perto do meio da fibra. A área onde se encontra a maioria destas ligações é designada por placa terminal motora. A extremidade da fibra muscular funde-se com uma fibra tendinosa e as fibras tendinosas, por sua vez, agrupam-se em feixes para formar o tendão muscular que se insere no osso. Cada fibra muscular contém várias centenas a vários milhares de miofibrilas. Cada miofibrila, por sua vez, tem, lado a lado, cerca de 1500 filamentos de miosina e 3000 filamentos de actina, que são grandes moléculas de proteínas polimerizadas responsáveis pela contração muscular. As fibras musculares podem ser caracterizadas por tipo de acordo com a quantidade de mioglobina (um pigmento semelhante à hemoglobina). As fibras com maiores concentrações de mioglobina têm uma cor vermelha mais intensa e são capazes de uma contração lenta mas sustentada.[37] Estas fibras são designadas fibras musculares lentas ou fibras musculares de tipo I. As fibras lentas têm um metabolismo aeróbico bem desenvolvido e, por isso, são resistentes à fadiga. As fibras com concentrações mais baixas de mioglobina são mais brancas e designam-se por fibras musculares rápidas ou fibras de tipo II. Estas fibras têm menos mitocôndrias e dependem mais da atividade anaeróbica para funcionar. As fibras musculares rápidas são capazes de uma contração rápida, mas fadigam mais rapidamente. Todos os músculos esqueléticos contêm uma mistura de fibras rápidas e lentas em proporções variáveis que reflectem a função desse músculo.[38]

Quatro pares de músculos formam um grupo chamado de músculos da mastigação: o masseter, o temporal, o pterigóideo medial e o pterigóideo lateral. Embora não sejam considerados músculos da mastigação, os digástricos também desempenham um papel importante na função mandibular.[40]

O Masseter

O masseter é um músculo retangular que se origina no arco zigomático e se estende para baixo até à face lateral do bordo inferior do ramo da mandíbula. A sua inserção na mandíbula estende-se desde a região do segundo molar, no bordo inferior, até ao ângulo posterior. É constituído por duas porções ou cabeças: a porção *superficial* é constituída por fibras que correm para baixo e ligeiramente para trás; a porção *profunda* é constituída por fibras que correm numa direção predominantemente vertical.[45] Quando as fibras do masseter se contraem, a mandíbula é elevada e os dentes são colocados em contacto. O masseter é um músculo poderoso que fornece a força necessária para uma mastigação eficiente. A sua porção superficial também pode ajudar na protrusão da mandíbula. Quando a mandíbula está protruída e a força de mordida é aplicada, as fibras da porção profunda estabilizam o côndilo contra a eminência articular.[41]

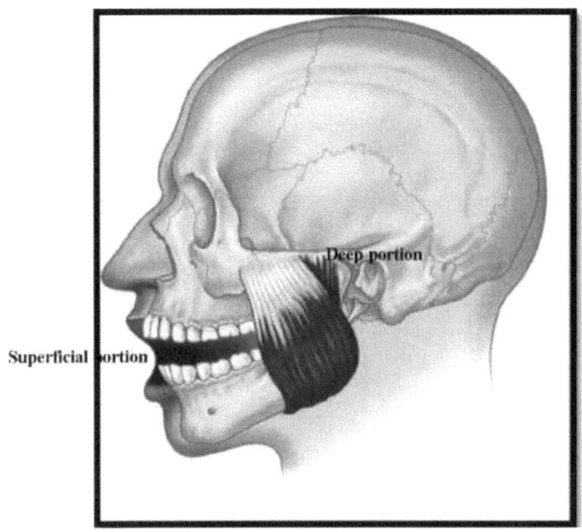

Figura 5: Músculo masseter, porção profunda; porção superficial. Função: elevação da mandíbula.

O Temporalis

O temporal é um músculo grande, em forma de leque, que se origina na fossa temporal e na superfície lateral do crânio. As suas fibras juntam-se à medida que se estendem para baixo, entre o arco zigomático e a superfície lateral do crânio, para formar um tendão que se insere no processo coronoide e na borda anterior do ramo ascendente. Pode ser dividido em três áreas distintas, de acordo com a direção das fibras e a sua função final.[43] A porção anterior é constituída por fibras que se dirigem quase verticalmente. A porção média contém fibras que se dirigem obliquamente através do aspeto lateral do crânio (ligeiramente para a frente à medida que passam para baixo).

A porção posterior é composta por fibras que se alinham horizontalmente, avançando acima da orelha para se juntar a outras fibras temporais à medida que passam sob o arco zigomático. Quando o músculo temporal se contrai, eleva a mandíbula, e os dentes são colocados em contacto. Se apenas algumas porções se contraem, a mandíbula é movida de acordo com a direção das fibras que são activadas.

Quando a porção anterior se contrai, a mandíbula é elevada verticalmente. A contração da porção média eleva e retrai a mandíbula. A função da porção posterior é um pouco controversa. Embora pareça que a contração desta porção retrate a mandíbula.[44]

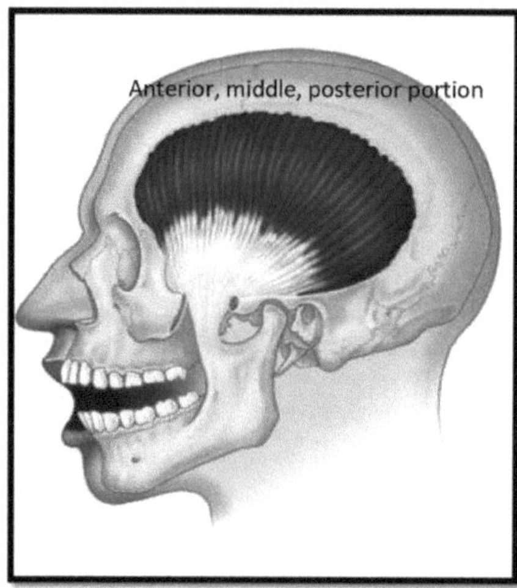

Figura 6: Músculo temporal Função: elevação da mandíbula.

O pterigoide medial

O pterigoide medial (interno) origina-se da fossa pterigoide e estende-se para baixo, para trás e para fora para se inserir ao longo da superfície medial do ângulo mandibular. Juntamente com o masseter, forma uma funda muscular que suporta a mandíbula no ângulo mandibular. Quando as suas fibras se contraem, a mandíbula é elevada e os dentes são colocados em contacto. Este músculo também é ativo na protrusão da mandíbula. Uma contração unilateral provoca um movimento mediotrusivo da mandíbula.[45]

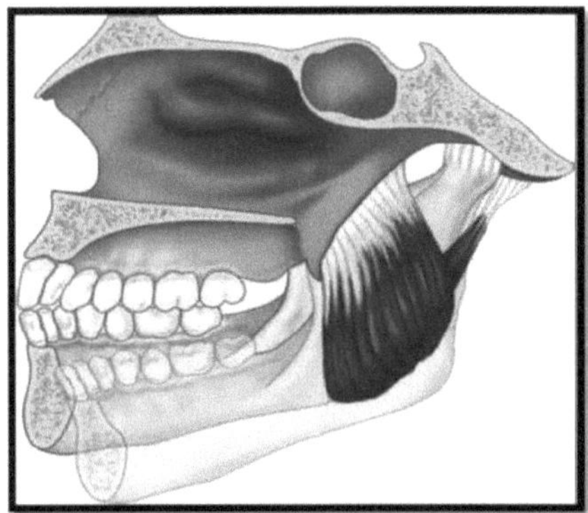

Figura 7: A. Músculo pterigóideo medial Função: elevação da mandíbula Durante muitos anos, o pterigóideo lateral (externo) foi descrito como tendo duas porções ou ventres distintos: um inferior e um superior.[48]

O Pterigoide Lateral

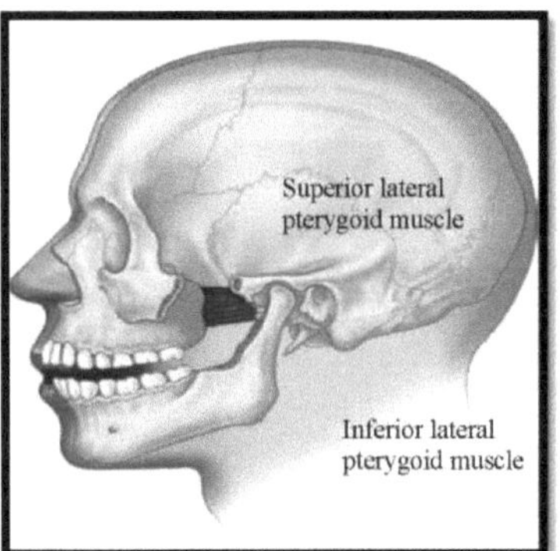

Figura 8: A. Músculos pterigóideos laterais inferior e superior. Função do pterigóideo lateral inferior: protusão da mandíbula.

Como anatomicamente o músculo parecia ser um só em estrutura e função, esta descrição era aceitável até que os estudos provaram o contrário. Atualmente, sabe-se que os dois ventres do pterigóideo lateral funcionam de forma bastante diferente. Portanto, neste texto, o pterigóideo lateral será dividido e identificado como dois músculos distintos e diferentes, o que é apropriado, uma vez que suas funções são quase opostas.[49] Os músculos serão descritos como (1) o pterigóideo lateral inferior e (2) o pterigóideo lateral superior.

Pterigoide Lateral Inferior: O pterigóideo lateral inferior origina-se na superfície externa da placa pterigóidea lateral e estende-se para trás, para cima e para fora até sua inserção principalmente no colo do côndilo. Quando os pterigóides laterais inferiores direito e esquerdo se contraem simultaneamente, os côndilos são puxados para a frente, para baixo das eminências articulares, e a mandíbula é projetada. A contração unilateral cria um movimento mediotrusivo do côndilo e provoca um movimento lateral da mandíbula para o lado oposto. Quando este músculo funciona com os depressores mandibulares, a mandíbula é baixada e os côndilos deslizam para a frente e para baixo sobre as eminências articulares.[50]

Pterigoide Lateral Superior. O pterigoide lateral superior é consideravelmente mais pequeno do que o inferior e tem origem na superfície infratemporal da asa maior do esfenoide, estendendo-se quase horizontalmente, para trás e para fora, para se inserir na cápsula articular, no disco e no colo do côndilo.[49]

A maioria das fibras do pterigóideo lateral superior (60% a 70%) liga-se ao colo do côndilo e apenas 30% a 40% ligam-se ao disco. Também é importante notar que as ligações são mais predominantes no aspeto medial do que no lateral. A aproximação das estruturas articulares pela face lateral revelaria pouca ou nenhuma inserção muscular. Enquanto o pterigoide lateral inferior está ativo durante a abertura, o superior permanece inativo, tornando-se ativo apenas em conjunto com os músculos elevadores. O pterigóideo lateral superior é especialmente ativo durante o golpe de força e quando os dentes são mantidos juntos.[50]

O *golpe de força* refere-se a movimentos que envolvem o fechamento da mandíbula contra resistência, como na mastigação ou no cerramento dos dentes. A tração do pterigóideo lateral sobre o disco e o côndilo é predominantemente na direção anterior; no entanto, tem também uma componente medial significativa. À medida que o côndilo se move mais para frente, a angulação medial da tração desses músculos torna-se ainda maior. Na posição de boca aberta, a direção da tração muscular é mais medial do que anterior. É interessante notar que aproximadamente 80% das fibras que compõem ambos os músculos pterigóideos laterais são fibras musculares lentas.[51]

O Digástrico

Embora o digástrico não seja geralmente considerado um músculo da mastigação, tem uma influência importante na função da mandíbula. Está dividido em duas porções ou ventres.

O ventre posterior origina-se da incisura mastoidea, logo medial ao processo mastoide; suas fibras se estendem para frente, para baixo e para dentro até o tendão intermediário preso ao osso hioide. O ventre anterior origina-se numa fossa na superfície lingual da mandíbula,[51] imediatamente acima do bordo inferior e perto da linha média; as suas fibras estendem-se para baixo e para trás para se inserirem no mesmo tendão intermédio que o posterior.

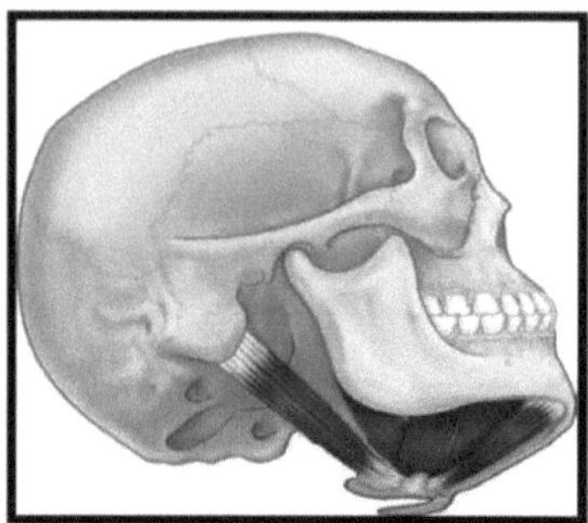

Figura 9: Músculo digástrico: Função: depressão da mandíbula

Quando os músculos digástricos direito e esquerdo se contraem e o osso hioide é fixado pelos músculos supra-hióideos e infra-hióideos, a mandíbula é deprimida e puxada para trás e os dentes são afastados do contacto. Quando a mandíbula está estabilizada, os músculos digástricos, juntamente com os músculos supra-hióideos e infra-hióideos, elevam o osso hioide, o que é uma função necessária para a deglutição.[52]

Considerações etiológicas sobre os distúrbios temporomandibulares

A etiologia das DTMs é complexa e multifatorial. Existem inúmeros factores que podem contribuir para as DTM. Os factores que aumentam o risco de DTM são designados *por factores predisponentes*. Os factores que provocam o aparecimento de DTM são designados *por factores de iniciação* e os factores que interferem com a cicatrização ou aumentam a progressão das DTM são designados *por factores de perpetuação* .53

A Condição Oclusal como Etiologia da Disfunção Temporomandibular

No início do desenvolvimento desta área, a profissão estava muito convencida de que a oclusão era o fator mais importante que contribuía para as DTM. No entanto, a relação entre os factores oclusais e as DTMs é uma questão extremamente crítica em medicina dentária. Se os factores oclusais estiverem relacionados com as DTM, então o dentista é responsável por proporcionar uma terapia adequada. Por outro lado, se os factores oclusais não estiverem relacionados com a DTM, então o dentista deve abster-se de tratar a DTM com alterações oclusais.[54]

O trauma como etiologia da disfunção temporomandibular

O traumatismo parece ter um impacto maior na doença intracapsular do que as doenças musculares. Os traumas podem ser divididos em dois tipos gerais: *macrotraumas* e *microtraumas*. O macrotrauma é considerado qualquer força súbita que possa resultar em alterações estruturais, como um golpe direto na face. O microtrauma refere-se a qualquer pequena força que é aplicada repetidamente às estruturas durante um longo período de tempo. Actividades como o bruxismo ou o apertamento podem produzir microtraumas nos tecidos que estão a ser carregados (ou seja, dentes, articulações ou músculos).[55]

O stress emocional como etiologia da disfunção temporomandibular

Os centros emocionais do cérebro têm influência na função muscular. O hipotálamo, o sistema reticular e, em particular, o sistema límbico são os principais responsáveis pelo estado emocional do indivíduo. Estes centros influenciam a atividade muscular de várias formas, uma das quais é através das vias eferentes gama. O stress afecta o corpo através da ativação do eixo hipotálamo-pituitária-adrenal (eixo HPA), que por sua vez prepara o corpo para responder (o sistema nervoso autónomo). O eixo HPA, através de vias neurais complexas, aumenta a atividade dos eferentes gama, que provocam a contração das fibras intrafusais dos fusos musculares. Isto sensibiliza de tal forma o fuso que qualquer ligeiro estiramento do músculo provoca uma contração reflexa. O efeito global é um aumento da tonicidade do músculo. O stress é descrito por Hans Selye como "a resposta inespecífica do corpo a qualquer exigência que lhe seja feita". O facto significativo a reter é que o corpo reage ao stressor criando certas exigências de reajustamento ou adaptação (a resposta de luta/fuga). Estas exigências estão relacionadas em grau com a intensidade do stressor.[54]

Entrada de dor profunda como etiologia da perturbação temporomandibular

A dor profunda pode excitar centralmente o tronco cerebral, produzindo uma resposta muscular conhecida como *co-contração protetora.* Isto representa uma forma normal e saudável de o corpo responder a uma lesão ou ameaça de lesão. Por conseguinte, é razoável que um doente que esteja a sofrer de dor, como uma dor de dentes (ou seja, polpa necrótica), tenha uma abertura bucal limitada. Isto representa a resposta do corpo para proteger a parte lesionada, limitando o seu uso. A abertura limitada da boca é um problema primário de DTM e o tratamento seria mal direcionado. Qualquer fonte de dor profunda constante pode representar um fator etiológico que pode levar à limitação da abertura da boca e, por conseguinte, apresentar-se clinicamente como DTM. A dor de dente, a dor nos seios paranasais, bem como a dor de ouvido podem criar essa resposta. Mesmo fontes de dor distantes da face, como a dor cervical, podem levar a esta condição.[54]

A atividade parafuncional como etiologia da perturbação temporomandibular

As actividades dos músculos mastigatórios podem ser divididas em dois tipos básicos: *funcionais*, que incluem a mastigação, a fala e a deglutição, e *parafuncionais* (ou seja, não funcionais), que incluem o cerrar ou ranger dos dentes (referido como bruxismo), bem como vários hábitos orais. O termo *hiperatividade muscular* também tem sido utilizado para descrever qualquer aumento da atividade muscular para além do necessário para a função. A atividade parafuncional pode ser subdividida em dois tipos gerais: a que ocorre durante o dia (diurna) e a que ocorre durante a noite (nocturna).[55]

Atividade Diurna. A atividade parafuncional durante o dia consiste em apertar e ranger os dentes, bem como em muitos hábitos orais que são frequentemente realizados sem que o indivíduo tenha consciência deles, como morder as bochechas e a língua, chupar o dedo e o polegar, hábitos posturais invulgares e muitas actividades relacionadas com a profissão, como morder lápis, alfinetes ou unhas, ou segurar objectos debaixo do queixo. É comum, durante as actividades diárias, os indivíduos juntarem os dentes e aplicarem força. Este tipo de atividade diurna pode ser observado em alguém que está concentrado numa tarefa ou a realizar uma tarefa física extenuante.[53] O músculo masseter contrai-se periodicamente de uma forma que é totalmente irrelevante para a tarefa em causa. Esta atividade irrelevante está normalmente associada a muitas tarefas diurnas (por exemplo, conduzir um automóvel, ler, escrever, dactilografar, levantar objectos pesados). Algumas actividades diurnas estão intimamente relacionadas com a tarefa a realizar, como um mergulhador subaquático que morde a boquilha ou um músico que toca determinados instrumentos musicais.[54]

Atividade nocturna: a atividade parafuncional durante o sono é bastante comum e parece assumir a forma de episódios isolados (designados por apertamento) e contracções rítmicas (designadas por bruxismo). Não se sabe se estas actividades resultam de factores etiológicos diferentes ou se são o mesmo fenómeno em duas apresentações diferentes. Em muitos doentes, ambas as actividades ocorrem e são por vezes difíceis de separar. Por essa razão, o cerramento e o bruxismo são frequentemente referidos como eventos de bruxismo.[56]

O sono. Para melhor compreender o bruxismo noturno, é necessário primeiro ter uma apreciação do processo do sono. O sono é investigado através da monitorização da eletroencefalografia (EEG) da atividade das ondas cerebrais de um indivíduo durante o sono. Esta monitorização é designada por polissonografia. Um polissonograma revela dois tipos básicos de actividades de ondas cerebrais que parecem circular durante uma noite de sono. O primeiro tipo é uma onda relativamente rápida chamada onda alfa (cerca de 10 ondas por segundo). As ondas alfa são as ondas predominantes observadas durante as fases iniciais do sono ou sono ligeiro. As ondas delta são ondas mais lentas (0,5 a 4 ondas por segundo) observadas durante as fases mais profundas do sono.[57]

O ciclo do sono divide-se em quatro fases de sono sem movimentos rápidos dos olhos (NREM) seguidas de um período de sono com movimentos rápidos dos olhos (REM). Os estágios 1 e 2 representam as fases iniciais do sono leve e são compostos por grupos de ondas alfa rápidas, juntamente com algumas ondas beta e "fusos do sono".[56]

Os estágios 3 e 4 do sono representam os estágios mais profundos do sono com a predominância das ondas beta mais lentas. Verificaram que um evento médio de bruxismo envolvia 60% da força máxima de aperto antes de a pessoa adormecer. Esta é uma quantidade significativa de força, uma vez que o aperto máximo excede em muito as forças normais utilizadas durante a mastigação ou qualquer outra atividade funcional.[57]

Os efeitos das alterações agudas na condição oclusal e na perturbação temporomandibular

Os padrões de contacto oclusal dos dentes têm uma influência significativa na atividade dos músculos mastigatórios. Foi também demonstrado que a introdução de um contacto ligeiramente elevado entre os dentes pode induzir dores nos músculos mastigatórios em alguns indivíduos.[54]

Actividades do Sistema Mastigatório, as actividades do sistema mastigatório podem ser divididas em dois tipos: funcionais (mastigação, fala e deglutição) e parafuncionais (bruxismo, cerramento e hábitos orais). Algumas destas actividades podem ser responsáveis pela criação de sintomas de DTM Contactos Oclusais e Hiperatividade Muscular, a hiperatividade muscular é um termo inclusivo que se refere a qualquer nível aumentado de atividade muscular que não esteja associado a uma atividade funcional. Isto inclui não só o bruxismo e o cerramento, mas também qualquer aumento da tonicidade muscular relacionado com hábitos, postura ou aumento do stress emocional.[55]

Lembre-se que quando um ligamento é alongado, o reflexo nociceptivo é ativado, causando uma paragem dos músculos que puxam a articulação envolvida. No caso da boca, o ligamento é o ligamento periodontal (LPD). Quando um dente é fortemente contactado, o PDL é sobrecarregado, fazendo com que o reflexo nociceptivo desligue os músculos que atravessam a articulação (ou seja, o temporal, o masseter e o pterigoide medial). Por conseguinte, parece uma violação direta dos princípios ortopédicos assumir que um forte contacto de um dente pode causar bruxismo e/ou cerramento, mas este mesmo contacto oclusal pode criar sintomas musculares dolorosos. Foram colocadas interferências oclusais artificiais em indivíduos normais e saudáveis e em indivíduos com um historial de sintomas de DTM.[53] Os indivíduos com DTM tinham um historial de sintomas de DTM, mas nenhum presente na altura do estudo. A interferência oclusal artificial foi colocada durante 2 semanas e depois eliminada. Os resultados do estudo mostraram que os indivíduos normais relataram alguns sintomas iniciais, que se resolveram em poucos dias. Os indivíduos com DTM prévia relataram significativamente mais sintomas na sessão de 2 semanas, quando a interferência foi removida. Williamson e Lundquist, estudando o efeito de vários padrões de contacto oclusal nos músculos temporais e masseteres, relataram que quando se pedia aos sujeitos com contactos oclusais bilaterais durante uma excursão laterotrusiva que se movessem nessa direção, todos os quatro músculos permaneciam activos.[54] Se, no entanto, os contactos mediotrusivos fossem eliminados, apenas os músculos do lado de trabalho permaneciam activos. Isto significa que, quando o contacto mediotrusivo é eliminado, os músculos masseter e temporal do lado mediotrusivo deixam de estar activos durante o movimento mediotrusivo.

O estudo demonstra ainda que, se existir uma orientação de função de grupo, tanto os músculos masseteres como os temporais do lado de trabalho estão activos durante um movimento laterotrusivo.[58]

Como é que as interferências oclusais afectam os sintomas musculares

Dois tipos diferentes de actividades musculares podem ser afectados por uma interferência oclusal: funcional ou parafuncional. Lembre-se, a atividade funcional é muito influenciada pela entrada periférica (inibitória), enquanto a atividade parafuncional é predominantemente influenciada pela entrada do SNC (excitatória). Outro fator que influencia a resposta muscular é a intensidade ou a cronicidade da interferência. Por outras palavras, uma alteração aguda na condição oclusal precipitará uma resposta protetora do músculo conhecida como co-contração protetora.[59]

Quando uma interferência oclusal se torna crónica, a resposta muscular é alterada. Uma interferência oclusal crónica pode afetar a atividade funcional de duas formas. A mais comum é alterar os engramas musculares para evitar o contacto potencialmente prejudicial e continuar com a tarefa funcional. É provável que esta alteração seja controlada pelo gerador central de padrões e representa uma resposta adaptativa. Esta é a forma mais comum de o corpo se adaptar a um input sensorial alterado. Outra forma de adaptação está relacionada com o movimento dos dentes para acomodar a carga pesada.[54]

Patologia da articulação temporomandibular

Os tumores benignos e malignos podem afetar as estruturas da articulação temporomandibular. Embora os tumores sejam raros quando comparados com os distúrbios de desarranjo interno e osteoartrite, o cirurgião deve estar sempre atento a sinais de neoplasia. As lesões que ocupam espaço na articulação podem apresentar-se com inchaço pré-auricular, dor, trismo (sem desvio na abertura ou história de ruído articular), má oclusão de início recente ou disfunção dos nervos cranianos. Qualquer um destes "sinais de alerta" deve levar o cirurgião a obter exames de imagem avançados, incluindo uma RM ou TC, para avaliar melhor a região. Se os exames clínicos e radiográficos sugerirem a presença de um tumor, a biópsia artroscópica ou a artrotomia aberta são mais úteis para obter amostras de tecido adequadas. Se a massa ou o tumor se encontrar numa região de difícil acesso cirúrgico, o médico pode considerar a realização de uma biopsia por agulha guiada por TC.[56] Todos os tecidos da articulação temporomandibular podem servir de nidus para a formação de tumores, e o diagnóstico diferencial de uma massa na articulação temporomandibular é amplo. A artrite reumatoide e a artrite idiopática juvenil também podem afetar a articulação temporomandibular e o tratamento inicial é essencialmente médico.

Os doentes com doença grave, ou que são recalcitrantes ao tratamento médico, podem beneficiar de uma intervenção cirúrgica.[57]

Artrite séptica

A artrite séptica é uma doença rara mas potencialmente devastadora se não for prontamente reconhecida e tratada. Atualmente, existem menos de 100 casos relatados na literatura, o que demonstra tanto a raridade como a dificuldade de fazer um diagnóstico definitivo.

Os doentes apresentam frequentemente uma nova dor temporomandibular ou pré-auricular, dificuldade de abertura e inchaço pré-auricular, embora estes sintomas possam ser subclínicos. O achado físico mais sugestivo é uma nova mordida aberta posterior na ausência de trauma recente. É necessário um elevado índice de suspeição, uma vez que a cultura do organismo agressor pode ser difícil e os doentes são muitas vezes prematuramente tratados com antibióticos antes de se obter uma amostra. A imagiologia é essencial e uma TAC com contraste é a modalidade de eleição, uma vez que permite obter imagens dos tecidos moles. A RMN também pode ser utilizada, mas é frequentemente difícil de obter num período de tempo agudo.[58] O tratamento deve ser efectuado de acordo com um calendário de emergência. Assim que os dados laboratoriais e imagiológicos forem obtidos e continuarem a apoiar o diagnóstico de artrite séptica, devem ser obtidas culturas e iniciados antibióticos. Muitas vezes, é necessário "lavar" a articulação, o que é melhor efectuado através de artrocentese ou artroscopia. Se a coleção persistir ou se espalhar para além da cápsula articular, deve considerar-se a possibilidade de uma artrotomia aberta ou de uma incisão e drenagem através de um local de incisão dependente. Pode ser obtida uma consulta sobre doenças infecciosas para ajudar a orientar a seleção e a duração dos antibióticos.[58]

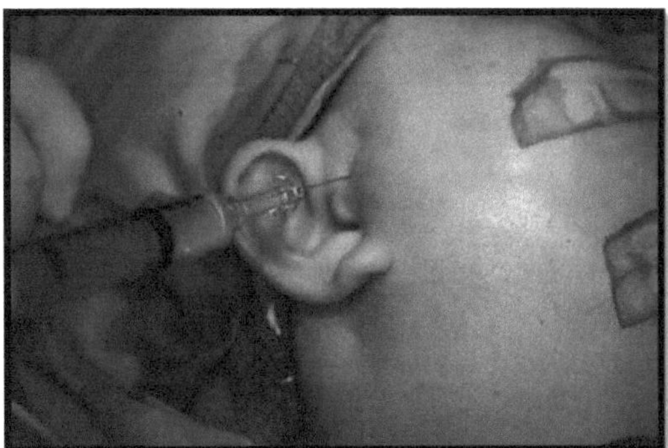

Figura 10: Paciente com artrite séptica da ATM submetido a aspiração inicial da articulação para citologia e cultura.

Biomecânica da articulação temporomandibular

O côndilo mandibular, o disco da articulação temporomandibular (ATM) e o complexo fossa-eminência formam, em conjunto, a articulação de dois compartimentos da ATM. As desordens temporomandibulares (DTM) têm uma prevalência considerável, com 16-59% da população a apresentar sintomas e 33-86% a apresentar sinais clínicos. De acordo com o sistema de classificação diagnóstica da Academia Americana de Dor Orofacial (AAOP), as DTMs são subcategorizadas em duas classes primárias: distúrbios articulares e musculares, com base na sua origem anatómica).[56] A biomecânica como campo é importante para a ATM por duas razões principais. Em primeiro lugar, as disfunções biomecânicas, como o estalido, o bloqueio ou o desvio lateral na abertura da boca, são sintomas que geralmente acompanham muitas DTMs de origem articular. A outra razão, de especial interesse para a comunidade clínica, é o facto de a biomecânica ser um provável contribuinte para o desenvolvimento dessas DTMs, por exemplo, alterações biomecânicas resultantes de comportamentos parafuncionais ou traumas que podem levar ao desenvolvimento ou exacerbar uma condição patológica existente.[58]

Propriedades biomecânicas da cartilagem condilar como reflexo da organização da matriz extracelular

A cartilagem condilar é um tecido viscoelástico que apresenta respostas caraterísticas de fluência, relaxamento da tensão e histerese. A cartilagem condilar é um tecido único, que é distintamente diferente em termos de composição e mecânica em comparação com as cartilagens hialinas, o menisco do joelho ou a placa de crescimento. O tecido da cartilagem condilar funciona num campo de forças complexo, sofrendo simultaneamente compressão e cisalhamento. A MEC da cartilagem é heterogénea tanto topograficamente como zonalmente, o que reflecte a sua versatilidade em responder a diferentes exigências funcionais.[33] A classificação zonal de quatro zonas inclui: zona fibrosa, zona proliferativa, zona madura e zona hipertrófica, categorizadas de uma forma distal-proximal relativamente ao osso subcondral do côndilo. Além disso, para comparar as variações regionais das propriedades, a cartilagem condilar é dividida anteroposteriormente em três regiões (anterior, superior e posterior) e mediolateralmente em três secções (medial, central e lateral). Os principais componentes da MEC são o colagénio e os proteoglicanos.[34] Os proteoglicanos são glicoproteínas, com um núcleo proteico longo e, pelo menos, uma cadeia lateral aniónica de glicosaminoglicanos (GAG) associada. Entre as principais moléculas de GAG neste contexto encontram-se o sulfato de condroitina (CS), o sulfato de queratina (KS) e o sulfato de dermatano (DS). Os grandes proteoglicanos de sulfato de condroitina (CSPGs), como o aggrecan (com cadeias laterais CS e KS) e o versican (com cadeias laterais CS exclusivamente), contêm várias porções de GAG. Os estudos de caraterização biomecânica da cartilagem condilar são discutidos nas duas subsecções seguintes - (a) tensão/cisalhamento e (b) compressão, onde é discutida a organização da MEC em relação aos principais componentes da MEC acima mencionados.[36]

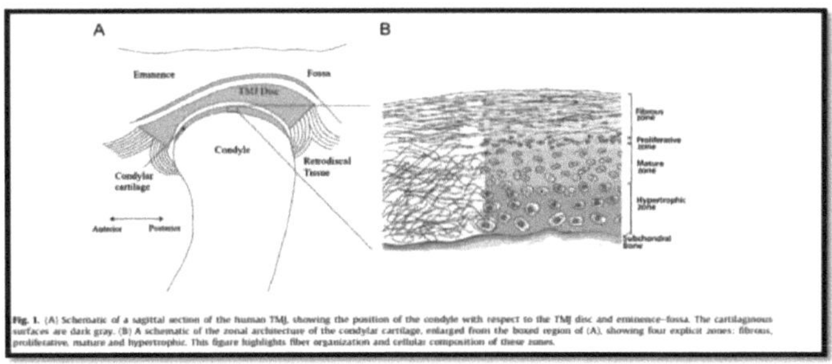

Fig. 1. (A) Schematic of a sagittal section of the human TMJ, showing the position of the condyle with respect to the TMJ disc and eminence–fossa. The cartilaginous surfaces are dark gray. (B) A schematic of the zonal architecture of the condylar cartilage, enlarged from the boxed region of (A), showing four explicit zones: fibrous, proliferative, mature and hypertrophic. This figure highlights fiber organization and cellular composition of these zones.

Figura 11

Tensão e cisalhamento Cartilagem condilar

As cargas de tração devem-se principalmente ao cisalhamento e à fricção produzidos pelo movimento mandibular, especialmente nas regiões mais próximas da sinóvia articular. Ao contrário do que acontece com a compressão, a viscoelasticidade da cartilagem articular sob tensão é regulada principalmente pelos constituintes sólidos de uma forma relativamente independente do fluxo. O colagénio é o principal componente da MEC responsável pela resistência à tração dos tecidos moles. Além disso, a distribuição de DSPGs, que também desempenham um papel no aumento das propriedades de tração.[42]

Compressão

A cartilagem condilar tem uma natureza heterogénea, tanto em termos de estrutura como de mecânica. Há indicações de que o tecido pode ter uma correlação positiva entre a espessura regional e a rigidez correspondente, o que pode implicar que as variações regionais na rigidez e na espessura são fenómenos relacionados, desenvolvidos em resposta a padrões de carga regionais. Pode também indicar que o papel da cartilagem é o de manter um ambiente biomecânico heterogéneo in vivo, em que a cartilagem sofre possivelmente cargas mais elevadas nas regiões mais espessas.[45]

Mecânica de uma articulação saudável

A articulação é uma articulação bilateral. O movimento que envolve as articulações foi dividido em diferentes fases - oclusal, abertura retruída, protrusão precoce, protrusão tardia, fecho precoce e fecho retruído.[51]

Fase oclusal: Envolve uma posição estática da mandíbula com os dentes em máxima intercuspidação. A banda posterior ocupa a parte mais profunda da fossa mandibular. A zona intermédia e a banda anterior situam-se entre o côndilo e a vertente posterior da eminência.

Fase de abertura retraída: O côndilo roda e move-se 5-6 mm abaixo da zona intermédia, que se torna agora a superfície de articulação. O pólo medial do côndilo desloca-se anterosuperiormente e o pólo lateral desloca-se posteroinferiormente. A forma do compartimento inferior é a que mais se altera. O movimento continua com uma abertura de cerca de 18 mm.

Fase inicial de abertura protrusiva: O côndilo move-se inferiormente e anteriormente cerca de 6-9 mm abaixo da zona intermédia. O movimento estica a zona bilaminar. Mais espaço desenvolve-se posteriormente à medida que o côndilo se desloca anteriormente. Esta alteração desloca a banda posterior para posterior.

Fase de abertura protrusiva tardia: O côndilo move-se inferiormente e anteriormente sob a banda anterior. Durante a rotação, desenvolve-se mais espaço no compartimento superior posterior do que no compartimento inferior. O sangue entra nos espaços da fixação posterior. A lâmina retrodiscal superior contém tecido conjuntivo elástico. Aparentemente, durante a translação para a frente, a lâmina exerce uma tração posterior sobre o disco. Esta ação limita a deslocação anterior do disco.[56]

Fase inicial de fecho: O côndilo translada posteriormente, cerca de 6-9 mm para a zona intermédia. Há uma redução simultânea do espaço posterior no compartimento superior. **Fase de fecho retrusivo** Superiormente, o côndilo roda mas permanece inferior à banda posterior. Este movimento reduz o espaço no compartimento inferior, aperta a fixação mandibular e força o sangue da fixação posterior. O côndilo retorna próximo à fase oclusal. As limitações de ligamentos específicos e do músculo pterigóideo lateral restringem os movimentos do côndilo. Todos esses movimentos da mandíbula ocorrem por dois movimentos do côndilo. Um é o movimento de deslizamento que ocorre entre o disco e a superfície temporal da articulação. O segundo é o movimento de rotação ou dobradiça que ocorre entre o disco e a cabeça do côndilo. Estes movimentos ajudam na mastigação e noutras funções da mandíbula. Movimento funcional normal do côndilo e do disco durante toda a amplitude de abertura e fecho. O disco é rodado posteriormente no côndilo à medida que o côndilo é transladado para fora da fossa. O movimento de fecho é exatamente o oposto da abertura. O funcionamento normal da ATM é afetado não só por vários factores biológicos, mas também psicológicos; por conseguinte, pensa-se que os distúrbios temporomandibulares (DTM) desempenham um papel bio-psico-social. O efeito destas perturbações tem efeitos de longo alcance, alguns dos quais não parecem ser de todo apropriados, no entanto, quando invertidos, parecem reverter os sinais e sintomas das DTM. Os outros nomes dados anteriormente são desordem craniomandibular ou desordem craniofacial; no entanto, o nome DTM parece ter indicado de forma adequada e relevante o grupo de desordens. Os doentes com DTM podem ter visitado vários centros para tentar identificar o seu problema e ter feito muitos exames, mas sem grande alívio e, por isso, podem muitas vezes apresentar também uma perturbação psicológica, que pode apresentar-se como bruxismo, o que pode ter também um impacto na sua vida social. As manifestações na cabeça incluem dores como na testa, têmporas, dores de cabeça do tipo "enxaqueca", dores de cabeça sinusais, dores tipo pontada na nuca, no couro cabeludo e o cabelo pode ser doloroso ao toque. Os ouvidos podem apresentar dores, zumbidos, entupimento com comichão e até vertigens. A

DTM pode apresentar-se com alterações oculares, tais como dor atrás dos olhos, fotofobia, olhos esbugalhados ou vermelhos.[58] A própria articulação pode apresentar-se com sons de estalidos ou rangidos, dor nos músculos das bochechas e mandíbula anormal (desvio ou bloqueio) e movimentos da língua sem causa aparente óbvia. Estes doentes podem também apresentar uma abertura limitada da boca ou incapacidade de a abrir. O doente pode não ser capaz de mastigar corretamente e pode ter dores, especialmente nos dentes posteriores. As outras caraterísticas da DTM podem ser dificuldades de deglutição e podem estender-se a laringite, uma dor de garganta, com necessidade de limpar frequentemente a garganta e presença de irregularidades na voz. As alterações podem provocar uma tosse persistente, a sensação de algo na garganta constantemente, um outro efeito pode ser perturbações do sono. As DTM podem provocar dor e cansaço nos músculos do pescoço com rigidez, estendendo-se a ombros dolorosos e dormência dos dedos. Outras articulações podem também estar envolvidas quando é necessário excluir uma doença sistémica. Nestas alturas, o dentista pode desempenhar um papel importante não só na identificação, mas também no alívio da agonia dos doentes com sintomas tão vagos, daí a importância de conhecer a anatomia normal e as caraterísticas funcionais desta articulação tão vital.[60]

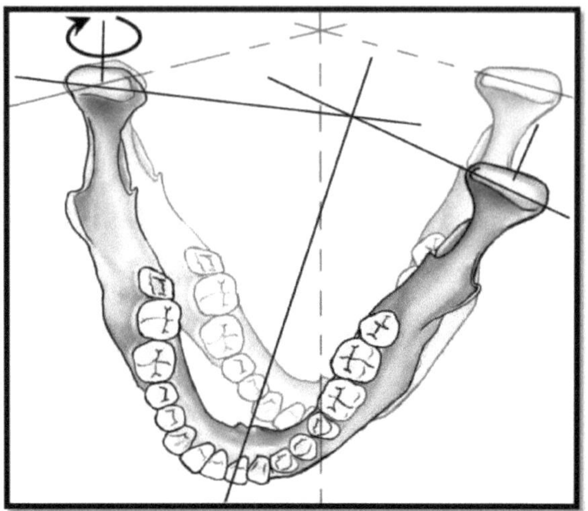

Figura 12: Anatomia básica e biomecânica da articulação temporomandibular

Na TJR da ATM, não existe disco, resultando num único espaço articular. Pode ocorrer rotação e translação, embora a translação seja muito reduzida, deixando a rotação quase pura. As razões para a redução da translação incluem a remoção da fixação do músculo pterigóideo lateral, a geometria da superfície articular do dispositivo da ATM/TJR e a fibrose dos tecidos e músculos, especialmente em pacientes operados várias vezes. Os pacientes com ATJ TJR podem, no entanto, recuperar parte da translação recrutando os músculos supra-hióideos, masseter e pterigóideo medial.[2,5]

Aspectos clínicos dos distúrbios da articulação temporomandibular

As desordens temporomandibulares (DTM) são definidas pela Academia Americana de Dor Orofacial como "um termo coletivo que engloba uma série de problemas clínicos que envolvem os músculos mastigatórios, a ATM e as estruturas associadas". As suas principais caraterísticas são a dor na ATM e nos tecidos circundantes; disfunção, estalidos e bloqueio da mandíbula. Os sintomas comuns dos distúrbios da ATM incluem dor na mandíbula, movimento limitado ou doloroso da mandíbula, dor de cabeça, dor ou rigidez no pescoço, estalidos ou rangidos na articulação e, ocasionalmente, incapacidade de abrir a boca sem dor.[61]

Os sinais e sintomas de DTM são sentidos por cerca de 60% da população em geral numa determinada fase da sua vida, ocorrendo em todas as idades e géneros. Os sintomas e sinais incluem sons articulares dolorosos, restrição ou desvio da amplitude de movimentos e dor craniana e/ou muscular, conhecida como dor orofacial. As DTMs têm múltiplos factores etiológicos. Muitos estudos mostram uma fraca correlação entre um único fator etiológico e os sinais e sintomas resultantes. Alterações em qualquer um ou em uma combinação dos dentes, do ligamento periodontal, da ATM ou dos músculos da mastigação podem eventualmente levar a DTM. As lesões na articulação podem ser diretas ou indirectas.[62] Os microtraumas, como o bruxismo, e os macrotraumas, como um golpe direto na face, podem provocar rupturas nos ligamentos que afectam o músculo temporal e o músculo masseter, devido ao movimento impulsivo da mandíbula, levando a perturbações da articulação temporomandibular. A imobilização prolongada após trauma na ATM pode resultar em anquilose. Hábitos parafuncionais como bruxismo, cerramento, hiperextensão e outros comportamentos habituais repetitivos podem levar a DTM por sobrecarga articular que leva à quebra da cartilagem, alterações do líquido sinovial e outras alterações na articulação. Em alguns doentes com eminências articulares íngremes, é mais provável que demonstrem um maior movimento côndilo-disco durante a função. Este movimento exagerado do côndilo-disco pode aumentar o risco de alongamento dos ligamentos e, consequentemente, levar a perturbações do desarranjo do disco. Vários factores psicológicos, como o comportamento emocional, o stress e os distúrbios de personalidade, podem atuar como factores predisponentes no desenvolvimento da disfunção da ATM, uma vez que podem resultar numa carga excessiva sobre o sistema mastigatório. A disfunção da dor pode estar direta ou indiretamente relacionada com o estado emocional da pessoa.[63]

Os distúrbios da articulação temporomandibular incluem desarranjos internos da ATM [com distúrbios degenerativos], distúrbios de hipermobilidade [subluxação, deslocação], síndrome de disfunção miofascial [MPDS] e anquilose da ATM. Tanto os desarranjos internos da ATM como os distúrbios de hipermobilidade apresentam configurações e aparelhos disco-côndilo anormais. O desarranjo interno da ATM ou deslocação do disco é classificado em: 1) Deslocamento do disco com redução 2) Deslocamento do disco com redução com bloqueio intermitente 3) Deslocamento do disco sem redução com abertura limitada e 4) Deslocamento do disco sem redução sem abertura limitada.[64] Acredita-se que as alterações degenerativas na ATM resultam de uma remodelação disfuncional, devido a uma diminuição da capacidade de adaptação das superfícies articulares ao hospedeiro e/ou a uma sobrecarga funcional da articulação que excede a capacidade de adaptação normal. Na deslocação da ATM, o côndilo é deslocado para fora da fossa glenoide e passa à frente da eminência articular. Em contraste, a subluxação é a condição em que o côndilo deslocado pode ser reduzido de volta à posição normal pelo próprio paciente, sem qualquer assistência profissional. A dor miofascial pode ser definida como "uma condição regional de dor miógena caracterizada por áreas locais de bandas firmes e hipersensíveis de tecido muscular conhecidas como pontos de gatilho". A anquilose da articulação temporomandibular (ATM) é definida como uma adesão óssea ou fibrosa dos componentes anatómicos da articulação acompanhada de limitação da abertura da boca, causando dificuldades na mastigação, na fala e na higiene oral.[65]

A dor é a principal caraterística da maioria das DTMs e também a principal razão para os pacientes procurarem tratamento. A dor pode estar presente em repouso, pode ser contínua ou intermitente e, carateristicamente, aumenta com as funções da mandíbula. A dor pode ser surda, mal localizada e unilateral em vez de bilateral. Raramente é grave. A dor pode ocorrer como resultado da contração dos músculos mastigatórios que estimula a produção extravascular de citocinas inflamatórias em torno da ATM.[66] Outra caraterística marcante das perturbações da ATM é o estalido e o desvio da mandíbula durante a abertura e o fecho do maxilar. O estalido nem sempre está associado a uma perturbação da ATM, mas é muitas vezes um sinal. O ruído de estalido durante a abertura ou o fecho da boca ou durante a mastigação pode ser o sinal mais comum de DTM, ocorrendo em cerca de 13,5% dos doentes, indicando uma perturbação do disco articular da ATM. O som do estalido é atribuído ao deslizamento do disco entre o côndilo e a fossa glenoide. Este deslizamento provoca o som de estalido. O sinal clínico mais importante do estalido da ATM é a dor palpável.[67]

Nos músculos pterigoide lateral e temporal. A amplitude limitada do movimento mandibular pode ser o sinal de apresentação das DTMs. Pode haver bloqueio da articulação, sensibilidade nos músculos da mandíbula, articulações e desvio ou deflexão da mandíbula durante o movimento da mandíbula. A cefaleia ocorre em cerca de 22% dos doentes com DTM, podendo ter origem nos tecidos neurais, vasculares, musculares, ligamentares e ósseos, uma vez que forma um complexo funcional com a região cervical. As alterações fisiológicas, de envelhecimento ou degenerativas menores no côndilo, no disco e na fossa podem causar desvios e disfunções que afectam significativamente os movimentos mandibulares. Quer o desvio da postura mandibular cause o crescimento adaptável da mandíbula ou a alteração osteoartrítica do côndilo, estas condições seriam reconhecidas como alteração morfológica do esqueleto facial, especialmente na mandíbula.[68]

As DTMs são conhecidas por serem um dos hospedeiros de condições invulgares que contribuem como parte das perturbações de dor orofacial crónica. A DTM é uma condição multifacetada de patogénese ainda desconhecida. É importante avaliar e investigar os padrões etiológicos desta desordem e as várias investigações clínicas e laboratoriais relacionadas com a etiologia das DTMs, para compreender o tratamento dos doentes com DTMs.[63]

Diagnóstico por imagem da articulação temporomandibular

Devido à complexidade anatómica da articulação temporomandibular (ATM) e à sua proximidade da base do crânio, do osso temporal, das células aéreas da mastoide e das estruturas auditivas, a imagiologia das estruturas articulares pode ser problemática. Os estudos imagiológicos devem ajudar o médico no diagnóstico e no planeamento cirúrgico. A escolha da modalidade de imagiologia deve basear-se na história e no exame físico. Deve ter-se em consideração a quantidade de radiação, o carácter invasivo do exame, a possibilidade de obter o estudo e o custo. Deve ser utilizado o estudo capaz de responder melhor à questão clínica, maximizando a relação custo-benefício. A porção óssea da ATM pode ser avaliada com radiografias simples, radiografia panorâmica, tomografia e tomografia computorizada (TC). É relativamente comum que os pacientes com DTM tenham alguma alteração óssea radiográfica observável 1 que ocorre em resposta à inflamação da ATM, que é identificada clinicamente pela sensibilidade ou dor à palpação da ATM. Os sintomas clínicos são geralmente causados pela sobrecarga da ATM devido a actividades como os hábitos parafuncionais. À medida que a dor e a inflamação da ATM desaparecem, a desmineralização pára correspondentemente. As alterações radiográficas atrasam-se em relação aos sintomas clínicos em até 6 meses. Por conseguinte, o tratamento tem de ser direcionado para os sintomas do doente e não para os achados radiográficos.[40]

Radiografia de película simples, tomogramas e ortopantogramas

As radiografias simples, os tomogramas e os estudos de ortopantograma (panorâmicos) fornecem um bom pormenor ósseo da ATM, com um mínimo de radiação, e são facilmente obtidos. Como tal, são frequentemente uma excelente escolha para a avaliação inicial da patologia da ATM.

As vistas transcranianas padrão (oblíquas laterais) fornecem uma visão global da arquitetura óssea das superfícies articulares. Se possível, pode ser tirada uma película submental do vértice para permitir que a projeção transcraniana oblíqua lateral seja angulada diretamente através do acesso longo do côndilo.

Isto melhora a qualidade da imagem e também permite a padronização das visualizações transcranianas subsequentes.[43]

Os tomogramas com ângulo corrigido para tomografia sagital são recomendados para que o corte seja sempre perpendicular ao eixo longo do côndilo. Isto dá uma imagem mais verdadeira da posição do côndilo, proporciona a melhor avaliação da erosão e da formação de osteófitos e permite a realização de estudos comparativos subsequentes através da utilização de um método padrão. O ângulo pode ser determinado medindo o ângulo entre o eixo do côndilo e uma linha de base horizontal numa vista submental do vértice.[44]

RADIOGRAFIA PANORÂMICA

A radiografia panorâmica fornece uma imagem de rastreio das ATMs, maxila, mandíbula, seios maxilares, dentes e periodonto. Pode identificar fracturas (incluindo uma fratura subcondilar) e detetar alterações degenerativas grosseiras da ATM e alterações patológicas grosseiras da maxila e da mandíbula. Quando a imagem da ATM é obtida, o feixe de raios X viaja na direção póstero-inferior, fazendo com que o pólo lateral do côndilo seja sobreposto na cabeça do côndilo e o pólo medial seja projetado como o contorno do côndilo. Da mesma forma, a eminência articular é obstruída pela sobreposição na radiografia panorâmica. A sobreposição da fossa glenoide sobre o côndilo pode ser minimizada pedindo ao doente para abrir ao máximo durante a aquisição de imagens, mas isto impede que a maior parte da mandíbula seja fotografada.[45]

Alguns aparelhos panorâmicos permitem a visualização de duas a quatro projecções da ATM numa só película, o que pode permitir a visualização da mobilidade condilar. O feixe de raios X para essas imagens geralmente percorre o caminho da imagem panorâmica, projetando a região medial da ATM.

como o contorno do côndilo.

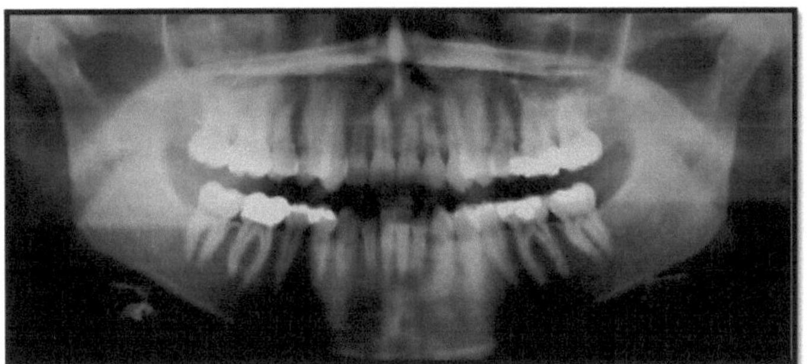

Figura 13: Os pseudoquistos condilares, formados principalmente pela escavação da fóvea do músculo pterigoide lateral do côndilo, são comuns em radiografias panorâmicas.

TOMOGRAFIA (TOMOGRAFIA CORRIGIDA)

Estas radiografias são verdadeiras projecções laterais do côndilo sem sobreposição que permitem aos médicos visualizar as alterações ósseas da superfície articular e dos pólos lateral e medial (através da vista sagital), para além da mobilidade e posição condilares.

Foi demonstrado que a posição condilar não é capaz de prever com fiabilidade a posição do disco.

Os tomogramas retratam com maior exatidão as alterações ósseas. O custo e o inconveniente (a tomografia raramente está disponível num consultório dentário) são as principais desvantagens destas radiografias.[46]

Tomografia computorizada, reconstrução 3D e planeamento informático

A tomografia computorizada (TC) da ATM é atualmente o melhor método para avaliar as condições patológicas ósseas da ATM e permite avaliar a proximidade das estruturas vitais circundantes para o planeamento cirúrgico. Os scanners mais modernos são capazes de produzir cortes finos da área de interesse, o que permite a reconstrução de diferentes vistas (por exemplo, axial, coronal, sagital) e torna o posicionamento do paciente menos crucial. As vistas sagitais são excelentes para avaliar a anatomia condilar, a fossa glenoide e a eminência articular. As imagens coronais são úteis para avaliar o trauma quanto à deslocação do côndilo. As janelas de tecidos moles podem ser úteis no tratamento de tumores que envolvam a ATM, mas na maioria dos casos, a avaliação da anatomia dos tecidos moles da articulação com um estudo de TC é difícil.[47]

As imagens tridimensionais de TC podem ser úteis em caso de assimetria grosseira para cirurgia ortognática ou planeamento de reconstrução articular. Além disso, estes estudos de imagem podem ser utilizados em fracturas panfaciais que envolvam a ATM. Está disponível software de planeamento para avaliar o tratamento antes da cirurgia. A navegação cirúrgica também pode ser utilizada com exames de TC para garantir que as osteotomias cirúrgicas são colocadas corretamente.[48]

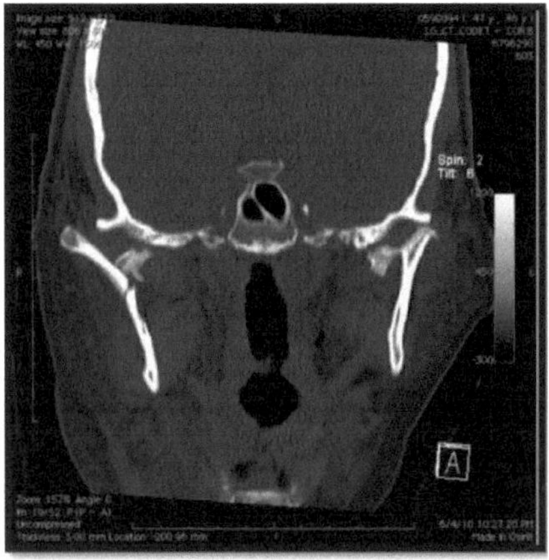

Figura 14: TC coronal mostrando fracturas sagitais bilaterais das cabeças dos côndilos e uma fratura subcondilar direita com grave deslocamento lateral

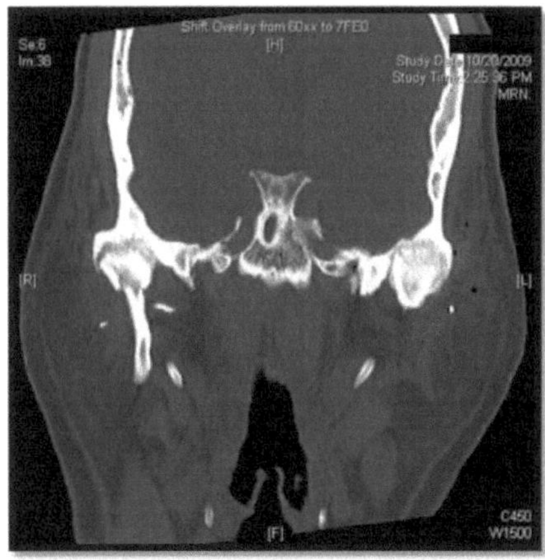

Figura 15: TC coronal demonstrando anquilose bilateral da ATM

Artrografia

A artrografia pode oferecer informações valiosas nem sempre disponíveis através de qualquer outra técnica de imagiologia. É a única técnica de imagiologia que demonstra perfurações no disco em "tempo real", porque o operador pode ver o corante escapar do espaço articular inferior para o superior durante a injeção inicial. A técnica habitual envolve a injeção de um material de contraste iodado solúvel em água no espaço articular inferior sob fluoroscopia. Um estudo artrofluoroscópico gravado em vídeo pode mostrar claramente as várias fases da deslocação do disco com ou sem redução, mas não pode mostrar a deslocação medial ou lateral do disco. As potenciais complicações da artrografia incluem reação alérgica ao material de contraste, infeção, dor e inchaço secundários à técnica de punção invasiva utilizada durante o procedimento.[45]

Imagem por ressonância magnética

As imagens de ressonância magnética (RM) podem ser obtidas nos planos sagital, axial e coronal. Secções mais finas resultam numa melhor qualidade de imagem porque o "volume médio" das estruturas é reduzido. Na maioria das sequências de varrimento normais, são obtidas imagens ponderadas em T1 e em T2. Com a sequência pulsada mais comummente utilizada (spinecho), as imagens ponderadas em T1 realçam a gordura nos tecidos e as imagens ponderadas em T2 podem apresentar uma qualidade de imagem inferior, mas realçam as estruturas que contêm água. Estas imagens ponderadas em T2 são particularmente úteis quando o operador está a tentar determinar se existe um derrame articular. Se houver preocupação com derrame, particularmente em doentes com artrite reumatológica ou infeção, deve ser feita uma RM com contraste. A RM dinâmica está disponível para avaliar a função articular, embora não seja muito utilizada na prática clínica.[55]

Os metais ferromagnéticos constituem a principal contraindicação à RM. Os clips ferromagnéticos utilizados para tratar um aneurisma cerebral constituem uma contraindicação absoluta para a realização de RM. A outra contraindicação absoluta ocorre em doentes com pacemakers cardíacos.

Os metais não ferromagnéticos, como os utilizados nos aparelhos ortodônticos, nas próteses de crómio-cobalto e nos implantes de titânio, não colocam problemas relacionados com os campos magnéticos, mas comprometem a qualidade da imagem devido à produção de artefactos.[56]

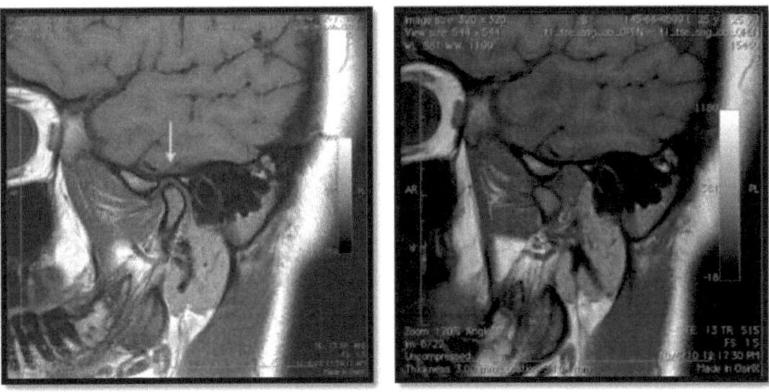

Figura 16: (a) Imagem T1 normal da ATM na posição de boca fechada. (b) Imagem T1 normal na posição de boca aberta.

Exames ósseos

A imagiologia por radionucleótidos da ATM pode fornecer informações sobre a dinâmica do metabolismo do osso e dos tecidos moles numa variedade de estados patológicos. Pode ser utilizada uma câmara de cintilação para a obtenção de imagens dinâmicas e estáticas, em que um detetor de raios gama quantifica as emissões de raios gama de isótopos injectados, como o tecnécio 99.

Estes complexos de fosfato marcados com tecnécio^{99} são administrados aos doentes por injeção intravenosa e, em seguida, os doentes são estudados numa técnica faseada com imagens realizadas imediatamente após a injeção e em vários intervalos de tempo. A captação destes agentes radiofarmacêuticos depende do fluxo sanguíneo para as estruturas da ATM. A captação na ATM é afetada pela inflamação, remodelação óssea e atividade osteoblástica. Observa-se uma maior atividade nos locais de crescimento, inflamação e neoplasia e nas áreas onde se forma osso reativo durante os processos reparadores. Devido ao facto de serem bastante inespecíficas, as imagens de radionuclídeos podem ser difíceis de interpretar sem uma boa correlação clínica. As imagens de radionuclídeos podem ser úteis em casos como osteomielite oculta e hiperplasia condilar.[57]

Abordagens cirúrgicas da articulação temporomandibular

A morbilidade grave causada por lesão do nervo facial, formação de cicatriz ou lesão do ouvido pode ofuscar as melhorias mecânicas na função articular e a melhoria dos sintomas dolorosos. As incisões foram descritas por Humphrey em 1856 para a condilectomia, por Ricdel para a meniscectomia em 1883 e por Annandale para o reposicionamento do disco em 1887.[3]

Os principais problemas anatómicos potenciais na cirurgia da articulação temporomandibular são o nervo facial e os ramos terminais da artéria carótida externa. As abordagens à articulação incluem as seguintes: pré-auricular, endaural, pós-auricular, ritidectomia, retromandibular e intra-oral. Idealmente, a abordagem selecionada deve cumprir o seguinte: maximizar a exposição para o procedimento específico; evitar danos nos ramos do nervo facial, vasos principais (por exemplo, artéria maxilar interna e veia retromandibular), glândula parótida e orelha; e maximizar a utilização das pregas naturais da pele para o encerramento cosmético da ferida.[2]

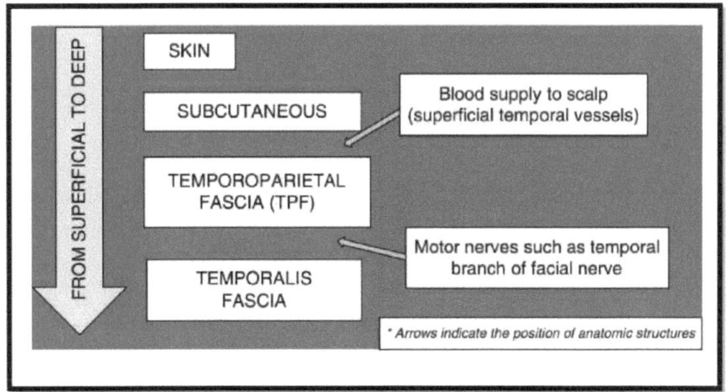

Fig. 17: Camadas encontradas durante a incisão da articulação temporomandibular.

Classificação das abordagens

Qualquer abordagem à ATM deve garantir os seguintes objectivos [6]

(a) visualização completa das estruturas,

(b) permitem um acesso fácil a todas as estruturas anatómicas para realizar a técnica cirúrgica necessária,

(c) facilitar a instrumentação adequada e, mais importante ainda

(d) eliminar o risco de lesão do nervo facial.

As abordagens podem ser cutâneas, artroscópicas, assistidas por endoscopia ou intra-orais, com base na via de entrada na articulação. Embora os procedimentos assistidos por artroscopia/endoscopia apresentem uma menor morbilidade cirúrgica, as suas indicações clínicas são limitadas. Por conseguinte, é obrigatório um conhecimento profundo das várias abordagens para uma gestão eficaz dos vários cenários clínicos. As abordagens à cirurgia da articulação da MT também podem ser divididas com base na exposição obtida;[6]

1. Abordagem da articulação propriamente dita (que inclui as superfícies articulares do esqueleto, o disco articular e a cápsula)
2. Incisões capsulares
3. Abordagens das estruturas peri-articulares, como a eminência articular, o arco zigomático, a região temporal e a região sub-condilar.

As estruturas peri-articulares requerem exposição para várias técnicas cirúrgicas destinadas a restringir o movimento anormal da articulação ou para fins de reconstrução.

Camadas do couro cabeludo acima da linha temporal superior ***(inset superior)*** e abaixo da linha temporal superior ***(inset direito)***. **Figura superior:** Pele, tecidos subcutâneos, a camada músculo-aponeurótica (gálea nesta ilustração), a camada subgaleal de tecido frouxo, o periósteo (pericrânio) e o osso do crânio. **Inset direito:** Pele, tecidos subcutâneos, fáscia temporoparietal (notar o ramo temporal do VII nervo), camada superficial da fáscia temporal, uma almofada superficial de gordura, camada profunda da fáscia temporal, músculo temporal acima, almofada de gordura vestibular abaixo e crânio.

Abordagens cirúrgicas

Pré-auricular

A abordagem pré-auricular é, de longe, a abordagem cirúrgica à ATM mais preferida e mais comum em todo o mundo. As vantagens da abordagem pré-auricular incluem (1) facilidade da técnica, (2) exposição óptima, (3) flexibilidade para incorporar pequenas modificações e (4) complicações mínimas. A descrição original da abordagem é dada por Risdon (1934), mas a técnica ganhou popularidade com o trabalho de Rowe e Kiley em 1968 e novamente por Rowe em 1972. As várias incisões pré-auriculares e as suas modificações geralmente mencionadas na literatura incluem as seguintes[4]

- Incisão pré-auricular - padrão
- Pré-auricular com extensão temporal
- Modificação pré-auricular-Alkayat Bramley
- Endaural

o Modificação em "S" preguiçoso da abordagem pré-auricular

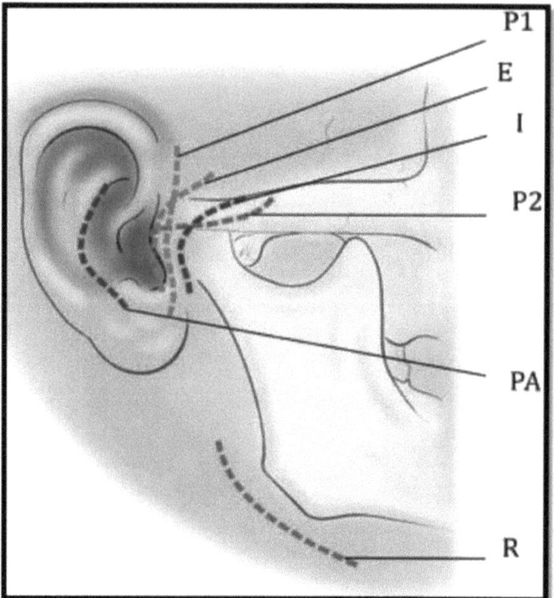

Figura 18: Várias abordagens cutâneas à articulação temporomandibular

- Preauricular-Blair (1917)

A descrição original da incisão pré-auricular tem a forma de um taco de hóquei invertido, com o componente vertical pré-auricular padrão que se curva gradualmente para a frente e para a frente até uma altura de 1 cm acima da hélice da orelha antes de descer para baixo para parar 2,5 cm antes da fixação da hélice.[37]

- Incisão pré-auricular - Thoma (1945)

A modificação consiste numa incisão ao longo do sulco pré-auricular que se estende superiormente com uma angulação de 45 graus, entre os vasos temporais superficiais bifurcados.[38]

- Incisão pré-auricular padrão-Dingman 1946

Esta incisão envolve uma incisão cutânea vertical no sulco pré-auricular que se estende da hélice da orelha até à fixação do lóbulo, com uma curva suave ao longo da margem tragal.[39]

- Preauricular-Dingman 1996

Trata-se de uma incisão pré-auricular padrão com uma extensão temporal e anterior. O plano de dissecção seguido é subfascial.[40]

- Incisão pré-auricular em linha reta - Rowe e Killey 1968

Trata-se de uma incisão em linha reta que se estende desde a raiz da hélice, superiormente, até à fixação do lóbulo na face, inferiormente.[41]

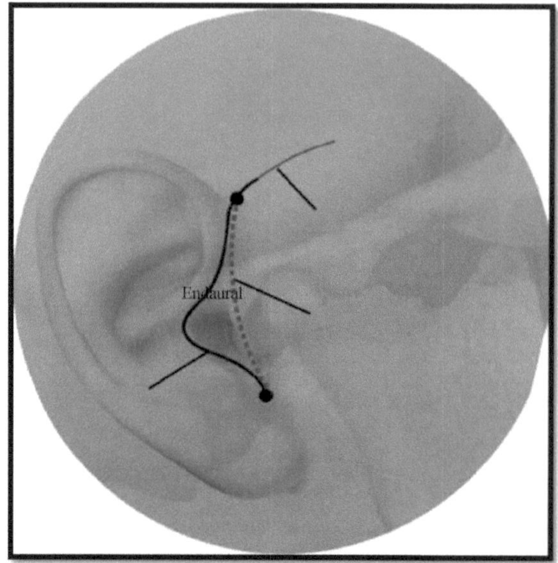

Figura 19

Colocação das incisões endaural e pré-auricular. Note-se a extensão temporal opcional (modificação de AlKayat e Bramley) para uma retração mais anterior do retalho.

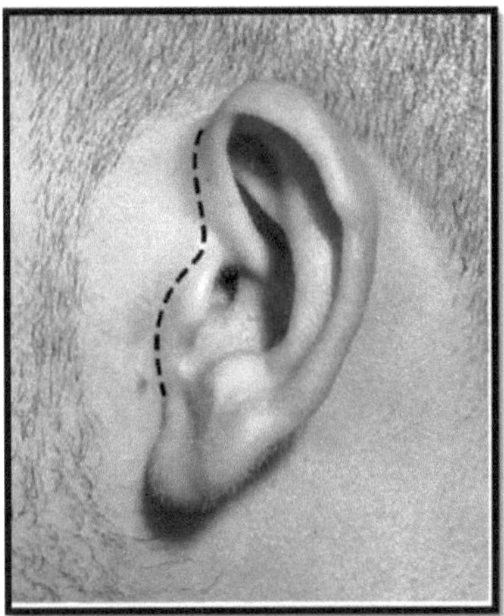

Figura 20: Abordagem pré-auricular de Dingman

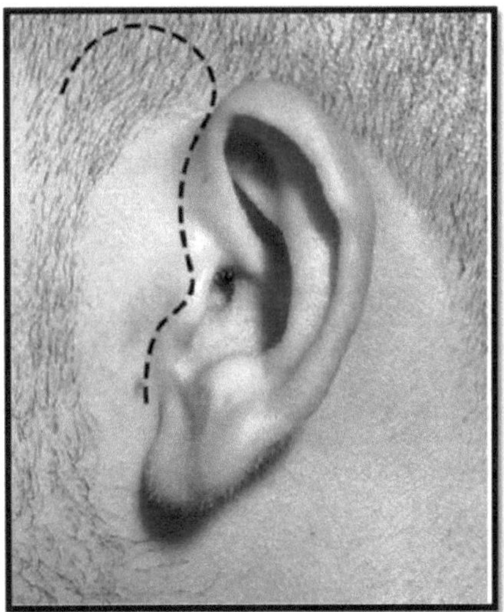

Figura 21: Preauricular-Blair (1917)

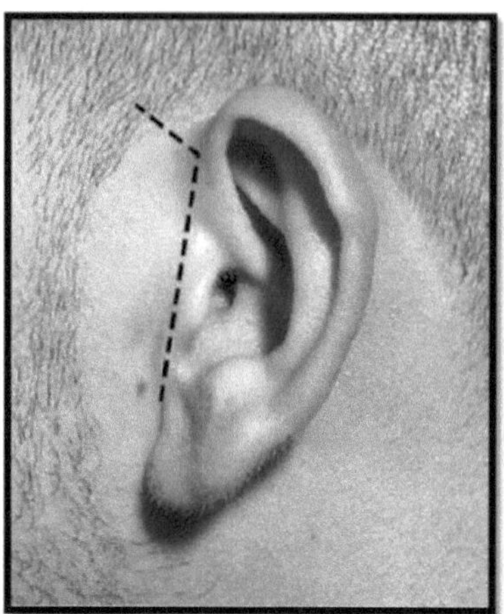

Figura 22: Incisão pré-auricular - Thoma

Al-Kayat e Bramley (1979)

A incisão cutânea tem a forma de um ponto de interrogação e começa a cerca de um comprimento de pavilhão a uma distância da orelha, no sentido ântero-superior, mesmo no interior da linha do cabelo, e curva-se para trás e para baixo, bem a seguir aos ramos principais dos vasos temporais, até encontrar a inserção superior da orelha. A incisão temporal deve ser efectuada através da pele e da fáscia superficial até ao nível da fáscia temporal. Os filamentos nervosos correm na fáscia superficial e é muito importante que toda a profundidade desta fáscia seja reflectida com o retalho cutâneo. A dissecção romba neste plano é efectuada para baixo até um ponto cerca de 2 cm acima do arco malar, onde a fáscia temporal se divide.[4] A bolsa formada pela divisão contém tecido adiposo que é facilmente visível através da fina camada lateral. Para além deste ponto, não se deve tentar dissecar mais a fáscia superficial da fáscia temporal. A partir da raiz do arco malar, é efectuada uma incisão a 45° para cima e para a frente através da camada superficial da fáscia temporal. Uma vez dentro desta bolsa, o periósteo do arco malar pode ser incisado com segurança e virado para a frente como um retalho com a camada exterior da fáscia temporal, a fáscia superficial que contém os nervos e a pele. Um pequeno ramo tortuoso, a artéria auricular, corre para trás a partir da artéria temporal superficial até à orelha. A artéria temporal média, que sai da artéria temporal superficial, perfura a fáscia temporal para irrigar o músculo temporal. Estas devem ser divididas e ligadas. Partindo do bordo inferior do arco e da fossa articular, os tecidos laterais à cápsula articular são dissecados e retraídos. A base do colo do côndilo pode ser exposta. A bifurcação do nervo facial não se encontra a menos de 2,4 cm, em direção infero-posterior, do tubérculo pós-glenoide. É necessário ter cuidado para não alargar a dissecção profunda abaixo da fixação inferior da orelha. A reparação das camadas não apresenta problemas. A camada exterior incisada da fáscia temporal pode ser reparada inteiramente sem tensão. Este facto contrasta com a quase impossibilidade de aproximar a fáscia temporal se esta for incisada a um nível superior, onde é uma camada única de tecido.[2]

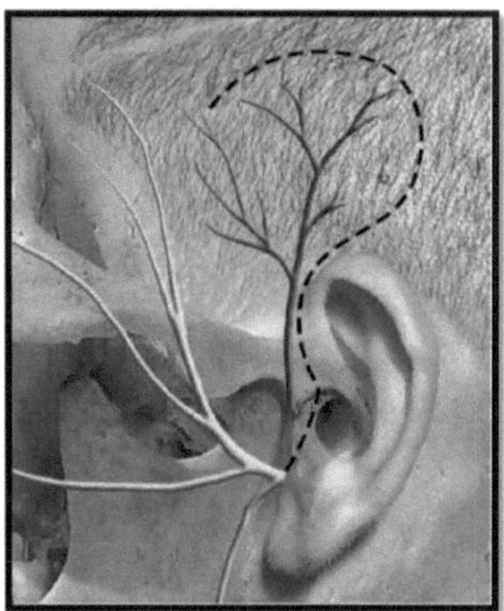

Figura 23: Modificação de Popowich de Al-Kayat e Bramley

Esta abordagem ao arco zigomático e à articulação permite uma excelente visibilidade com segurança. É mais comprida e mais larga do que a forma convencional e em forma de ponto de interrogação e começa a cerca de um comprimento de pavilhão a partir da orelha, anteroposteriormente, mesmo dentro da linha do cabelo, curva-se para trás e para baixo, bem posterior aos ramos principais dos vasos temporais, até encontrar a fixação superior da orelha.[4]

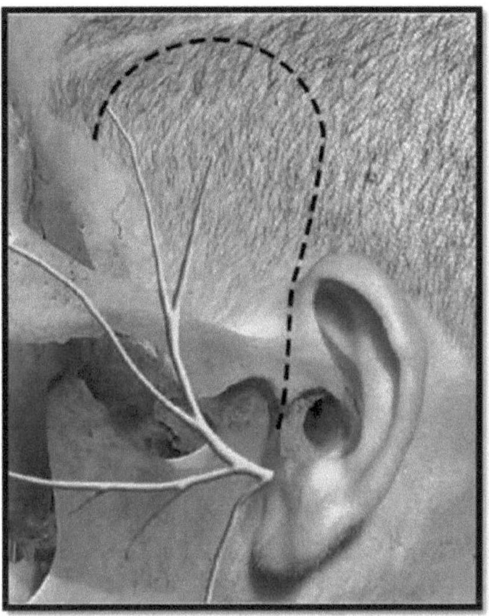

Figura 24: Modificação de Popowich de Al-Kayat e Bramley

ABORDAGEM ENDAURAL

A incisão é efectuada em três partes: Em primeiro lugar, é efectuada a incisão endaural anterior. Com uma pequena lâmina de faca, começando na parede meatal superior na profundidade da junção cartilaginosa óssea, a incisão é alargada em torno da parede meatal anterior até à incisura terminal inferiormente. Em seguida, num ângulo reto para o exterior, a incisão é efectuada durante 3 a 5 mm até ao bordo da cartilagem conchal. Em segundo lugar, uma porção meatal estende-se da extensão superior da incisão endaural na fenda intercartilaginosa diretamente para cima até um ponto situado a meio caminho entre o meato e o bordo superior da aurícula. A terceira incisão continua superiormente na fenda intercartilagínea e torna-se a porção facial. A incisão atravessa a hélice anterior do pavilhão auricular e progride de forma curvilínea no tecido mole pré-auricular da região temporal. Após a incisão ser efectuada através da pele, a incisão endaural é realizada anteriormente através da cartilagem tragal. Ao mesmo tempo, a dissecção é efectuada mais profundamente através das porções meatal e facial da incisão. Superiormente, a incisão curvilínea é efectuada através do tecido subcutâneo até à fáscia temporal. A dissecção da porção meatal é efectuada na fenda de tecido mole entre a crus helicus e a cartilagem da hélix superior anterior até à fáscia temporal. Deve ter-se o cuidado de evitar incisar a cartilagem helicoidal. Imediatamente antes da incisão cutânea e diretamente a jusante da incisão meatal, a fáscia temporal é encontrada e incisada.[8] A incisão inicial está localizada superiormente e é efectuada completamente ou até restar apenas uma pequena quantidade das camadas mais profundas da fáscia temporal sobre o músculo. A dissecção progride inferiormente neste plano da fáscia até se atingir a divisão da fáscia temporal numa camada superficial e numa camada profunda dividida por tecido adiposo. A dissecção continua inferiormente entre a camada superficial da fáscia temporal e o tecido adiposo acima da fáscia temporal profunda até o ponto em que ela se fixa na face lateral do arco zigomático e na raiz posterior do arco. Simultaneamente, a incisão meatal imediatamente superior ao meato auditivo externo é levada até ao osso através do periósteo. Um elevador periosteal levanta o periósteo e o tecido fibroso denso da linha temporal e da raiz do arco zigomático. Isto resulta na elevação da camada fibrosa densa do periósteo lateralmente em continuidade com a fixação da camada superficial da fáscia temporal a partir do bordo superior do arco zigomático. Simultaneamente, a dissecção da incisão endaural é efectuada anteriormente, em profundidade, até à fáscia parotideomassetérica, uma vez que esta se liga ao bordo inferior do arco zigomático em continuidade com o periósteo e o tecido fibroso denso.[41]

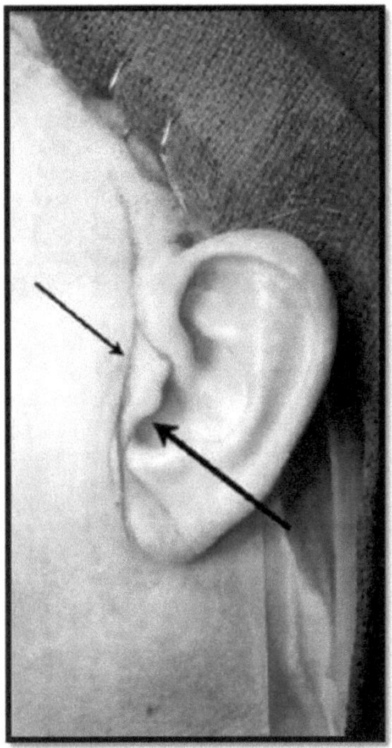

Figura 25: A incisão endaural permite uma dissecção gradual dos tecidos para uma melhor cobertura dos mesmos

Abordagens endaurais modificadas para acesso à articulação temporomandibular

A nova modificação da abordagem por incisão endaural modificada baseia-se na obtenção de uma cicatriz esteticamente aceitável. Proporciona uma excelente exposição posterior, anterior, lateral e inferior; evita as estruturas anatómicas relacionadas; e oferece resultados cosméticos aceitáveis ao ocultar e camuflar a cicatriz.

Uma modificação da incisão endaural descrita por Rongetti é apresentada como alternativa. Depois de o doente ser preparado e coberto, e de ser colocada anestesia local com um vasoconstritor, é feita uma incisão que começa na base anterior-superior da hélice e continua ao longo da sua curvatura inferiormente em direção às crus helices na prega cutânea natural. Com uma tração suave à frente do trago (retração da pele anteriormente), a incisão é realizada sobre a crista do trago, seguindo o seu contorno até à incisura terminal inferiormente. Utilizando um pequeno gancho de pele, desenvolve-se então um retalho cutâneo sobre o tragus, deixando o pericôndrio ligado ao tragus. A restante dissecção cirúrgica é efectuada da forma habitual.[22]

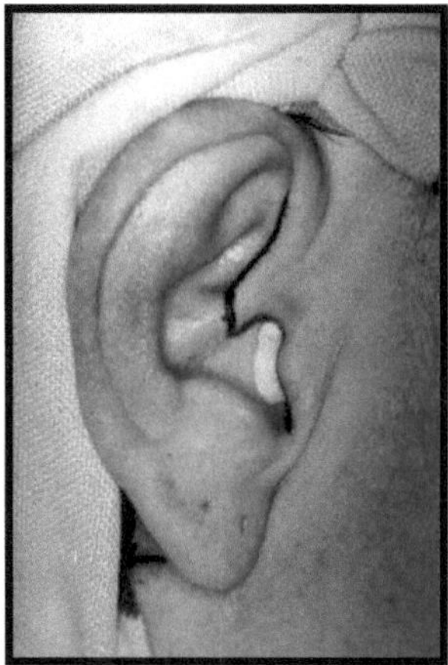

Figura 26: Local de marcação da incisão endural modificada.

INCISÃO DE HEERMANN

A incisão de Heermann A começa na posição de 12 horas no meato, no ponto 6 mm lateral à membrana de Sharpnells. Mantendo a lâmina firmemente pressionada e sentindo a parede óssea, a incisão continua lateralmente em direção às incisuras, evitando cortar a cartilagem da hélice ou do tragus. Depois de deixar o meato, segue o bordo anterior da hélix para cima cerca de 1,5 cm e ligeiramente para a frente, não muito profundamente, de modo a manter intacta a fáscia do músculo temporal.

O músculo auricular anterior tem de ser cortado e os vasos auriculares anteriores (ramos da artéria e veia temporais superficiais) têm de ser cogulados e cortados. Esta incisão permite a colheita de uma grande porção de fáscia do músculo temporal.[12]

A incisão de Heermann C segue a extremidade superior da incisão B para contornar a fixação superior do pavilhão auricular e continuar até ao sulco auricular posterior e em direção à ponta do processo mastoide.

INCISÃO DE HEERMANN

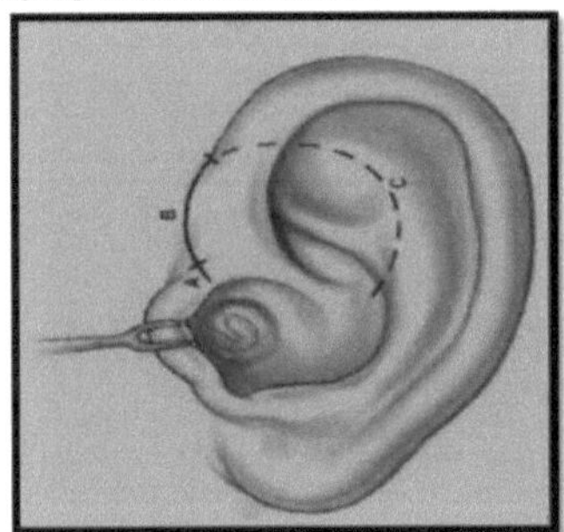

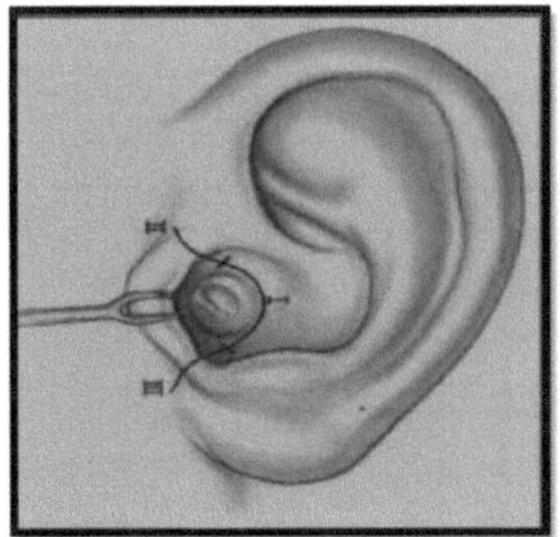

Figura 27

INCISÃO LEMPERT

A incisão de Lempert I é semicircunferencial, entre as 6 e as 12 horas, na parede posterior, na junção do osso e da cartilagem. A incisão de LEMPERT II é vertical às

12 horas, em direção direta ao cirurgião, dividindo o tragus e a hélix nas incisuras, evitando cortar a cartilagem helicoidal. Esta incisão permite a colheita de uma grande porção de fáscia do músculo temporal. A artéria e a veia auriculares anteriores, que correm horizontalmente, são coguladas e cortadas.

Uma incisão lempert III é vertical, às 6 horas, cortando a cartilagem tragal inferior o suficiente para permitir a retração dos tecidos moles expostos do córtex mastoide e da ponta da mastoide.

ABORDAGEM PÓS-AURICULAR

A primeira descrição da abordagem pós-auricular é creditada a Bockenheimer em 1920, seguida por Axhausen no início da década de 1930. Utiliza uma incisão posterior ao pavilhão auricular, seguida de dissecção em direção anterior e divisão do canal auditivo externo. Todo o ouvido externo é refletido anteriormente para expor a cápsula da ATM. Esta não é uma abordagem comummente utilizada e foi gradualmente retirada da cirurgia principal da ATM após relatos de estenose do canal cartilaginoso por Husted.[5,68]

Indicações comuns:

1. Exposição da articulação da MT propriamente dita
2. Exposição da cabeça do côndilo

Méritos:

1. Cicatriz discreta atrás da orelha
2. É preferível para utilização em doentes com propensão para desenvolver cicatrizes excessivas e quelóides

3. Excelente exposição da articulação com bom acesso ao tecido retrodiscal e ao aspeto posterior do côndilo

Limitações:

1. Propensão para estenose do canal auditivo cartilaginoso
2. Contraindicado em doentes com otite média e infeção da articulação da MT

Walters e Geist (1983) popularizaram a abordagem pós-auricular modificada da articulação temporomandibular. Embora raramente utilizada, a abordagem tem como vantagens a excelente exposição de toda a articulação e a capacidade de camuflar a cicatriz em pacientes com tendência à formação de quelóides. A principal desvantagem é a estenose auricular, e a abordagem não deve ser utilizada na presença de infeção articular ou otite externa crónica. A incisão é colocada 3-4 mm posterior à flexura auricular e estendida em direção à fáscia mastoide. Mantendo-se acima da fáscia mastoide (que é contígua à fáscia temporal), a incisão expõe a circunferência superior e posterior do canal auditivo externo. A dissecção romba abaixo do canal auditivo externo cria um plano que corre anteriormente para separar o pavilhão auricular. Utiliza-se então uma lâmina n.º 10 para transectar o canal auditivo externo e retrair a orelha anteriormente. A dissecção pode então ser efectuada através da fáscia temporal superficial e do periósteo na raiz do zigoma, como descrito anteriormente. Uma vez concluída a cirurgia conjunta, utiliza-se um fio de sutura reabsorvível 4-0 para fechar apenas a pele do canal auditivo. Não é feita qualquer tentativa de suturar a cartilagem propriamente dita.[5]

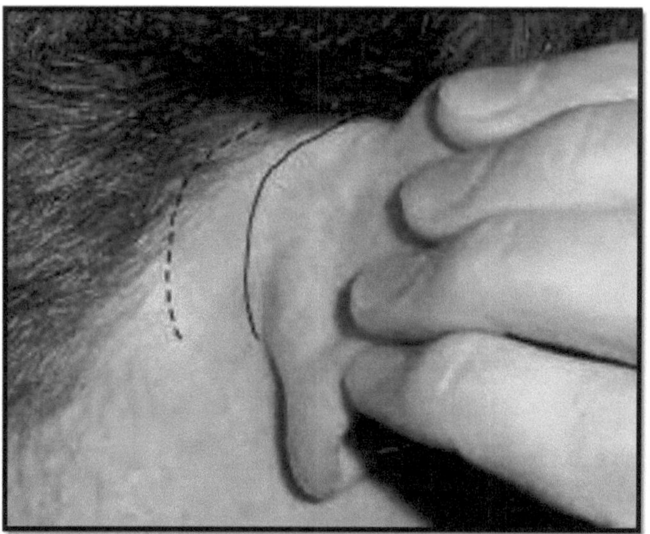

Figura 28: Abordagem pós-auricular da articulação temporomandibular

RITIDECTOMIA

As ressecções de tumores maiores podem exigir uma exposição articular mais extensa, e vários autores relataram a utilização da incisão de ritidectomia. A incisão endaural é prolongada de forma curvilínea à volta da ponta da mastoide, com uma extensão em forma de S que termina numa incisão submandibular. Isto permite o acesso a todo o bordo posterior da mandíbula e permite a identificação do tronco principal do nervo facial.

ABORDAGEM SUBMANDIBULAR

Risdon propôs a abordagem submandibular clássica, que é colocada entre os ramos mandibular e cervical do nervo facial. Esta abordagem proporcionou uma excelente exposição de todo o aspeto lateral da mandíbula. Embora não oferecesse o mesmo grau de exposição da articulação da MT que as técnicas descritas anteriormente, é o método preferido para aceder à região subcondilar até ao final da década de 1980.

A modificação de Hayes Martin da abordagem sub-mandibular para proteção do nervo mandibular marginal é a técnica cirúrgica mais utilizada na prática atual. (Fig. 14)[45,46]

Indicações:

1. Fracturas subcondilianas
2. Como adjuvante na reconstrução da articulação da MT utilizando próteses aloplásticas ou enxertos autógenos
3. Cirurgia associada do ângulo mandibular e/ou do ramo

Méritos:

1. Abordagem previsível utilizada há mais de um século para uma ampla exposição do mandíbula lateral

Limitações:

3. Não pode ser utilizado para aceder à articulação da MT propriamente dita
4. Acesso limitado para fracturas condilares altas

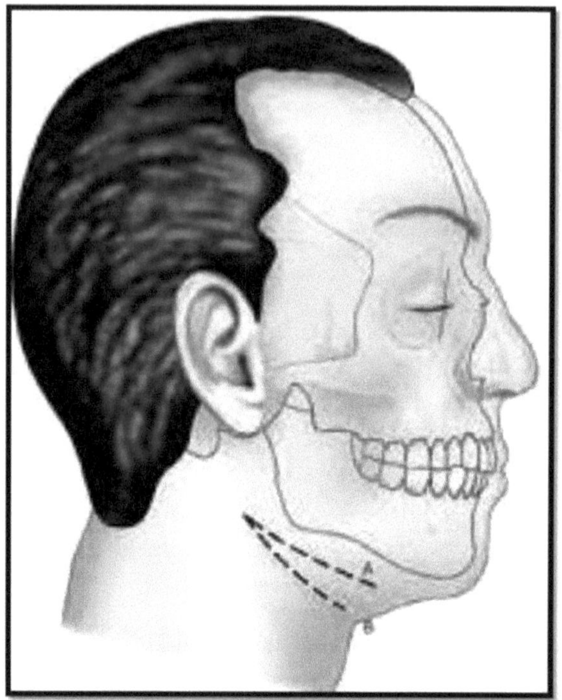

Figura 29: Abordagem submandibular

ABORDAGEM RETROMANDIBULAR

Descrita por Hinds e Girotti em 1967, esta abordagem permite o acesso direto ao colo do côndilo mandibular e ao ramo da mandíbula. Uma incisão linear de 3 cm de comprimento é colocada cerca de 0,5 cm abaixo do pavilhão auricular e um centímetro atrás do bordo posterior do ramo. A dissecção é efectuada através da pele, dos tecidos subcutâneos e do platisma escasso, expondo a fáscia parotideomassetérica (camada SMAS), que é então incisada de forma acentuada. A dissecção romba é efectuada através da substância parótida. A área de dissecção situa-se entre os ramos temporofacial e cervicofacial do nervo facial e é efectuada paralelamente à direção dos nervos para expor o masseter e a funda pterigomassetérica.[70]

A dissecção trans-massetérica pode ser realizada por dois métodos: pode ser dividida de forma afiada utilizando uma lâmina ou um cautério ou pode ser cortada de forma romba ao longo da direção das fibras musculares para expor o osso subjacente. Deve ter-se o cuidado de evitar ferir a veia retromandibular que se encontra imediatamente a seguir. A dissecção subperiosteal é continuada superior e inferiormente para expor a região subcondilar e parte do ramo mandibular. A dissecção transparotídea da abordagem justifica o encerramento cuidadoso e meticuloso da cápsula parotídea durante a sutura para evitar qualquer fístula salivar ou sialoceles após a cirurgia.

Indicações:

5. Fracturas do colo do côndilo e fracturas subcondilares
6. Fracturas do ramo da mandíbula

Méritos:

1. Abordagem direta
2. Boa área de exposição
3. Favourablescar

Limitações:

1. O risco de lesão dos ramos vestibular e marginal mandibular do nervo facial é elevado devido às múltiplas inervações cruzadas.
2. Presença de estruturas vitais, como o nervo facial, a glândula parótida e o ducto e a veia retromandibular, expondo-as ao risco de lesão iatrogénica.

3. Risco de formação de fístula salivar/sialocele.
4. Não é útil para fracturas condilares altas.
5. Embora raro, existe o risco de síndrome de Frey devido a lesão inadvertida e reinervação aberrante das fibras nervosas parassimpáticas pós-ganglionares das glândulas sudoríparas locais.

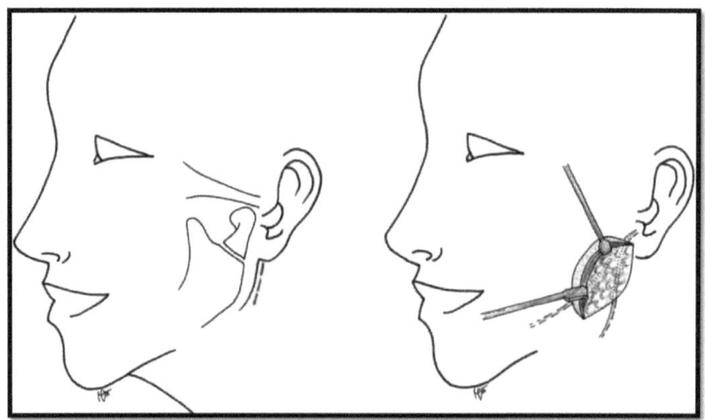

Figura 30: Abordagem retromandibular

ABORDAGEM PERI-ANGULAR

A abordagem Peri angular ou abordagem submandibular alta descrita por Patel e Cornyn é uma abordagem direta ao corpo mandibular posterior e à região do ângulo. É efectuada uma incisão curvilínea de 3-5 cm 0,5-1 cm posterior-inferior ao ângulo da mandíbula através da pele e dos tecidos subcutâneos, expondo o platisma. É efectuada uma dissecção romba do platisma, criando um plano subplatismal sobre a camada superficial da fáscia cervical profunda. A camada de SMAS na região, incluindo a fáscia massetérica, é dividida para expor a funda pterigomassetérica. A dissecção nítida da funda pterigomassetérica permite uma excelente exposição do bordo lateral da mandíbula, que se estende desde o ângulo até à região subcondilar. (Fig. 17)[53]

Indicações:

7. Fracturas do ângulo mandibular e do corpo posterior
8. Fracturas do ramo
9. Distração inferior da mandíbula para redução de fracturas condilares.

Méritos:

1. Não há relatos de incidência de défices do nervo facial
2. Não é necessária a ligadura da artéria e da veia faciais
3. A dissecção ínfero-superior não envolve a rutura da cápsula parotídea, evitando complicações das glândulas salivares, como sialoceles e fístulas salivares.
4. O espaço submandibular não é violado e a integridade da glândula e dos vasos linfáticos é mantida.
5. Excelente estética, uma vez que a cicatriz fica escondida atrás da proeminência do ângulo goníaco.
6. Tecnicamente simples e menos moroso.

Limitações:

1. Acesso limitado para fracturas do côndilo de alto nível.

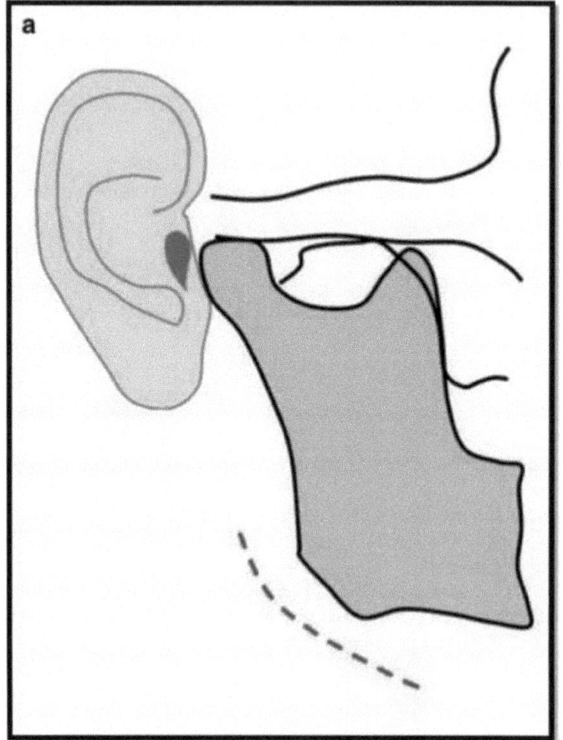

Figura 31: Abordagem periangular

ABORDAGEM ENDOSCÓPICA

Os recentes avanços no campo da cirurgia oral e maxilofacial aumentaram o foco em abordagens minimamente invasivas. Isto levou à popularização das abordagens endoscópicas à articulação da AT, tanto para fins de diagnóstico como terapêuticos. Os artroscópios estão agora a ser utilizados para realizar procedimentos cirúrgicos da ATM e para a ORIF de fracturas condilares. Enquanto a artroscopia de diagnóstico envolve a utilização de apenas um aparelho, a intervenção cirúrgica na articulação pode utilizar uma abordagem com um ou vários aparelhos, utilizando o conceito de "triangulação". A triangulação implica que a cânula da câmara e a cânula de trabalho sejam trianguladas de forma a que a câmara seja utilizada para visualizar a cânula de trabalho.[17]

A instrumentação básica inclui:

(1) o artroscópio,

(2) a cânula de trabalho que actua como canal de irrigação e instrumentação. Os instrumentos incluem fórceps, limas, suturas e instrumentos rotatórios.

Indicações:

1. Diagnóstico
2. Artrocentese, lavagem e fibrinólise
3. Procedimentos discais e recontorno ósseo na articulação
4. A ORIF para fracturas condilares pode ser realizada com assistência endoscópica

Méritos:

1. Técnica minimamente invasiva
2. Menos traumas com recuperação precoce
3. Praticamente sem incidência de défices neurológicos

Limitações:

1. Curva de aprendizagem acentuada
2. Sensível à técnica e ao equipamento
3. Indicações específicas
4. O recurso à cirurgia aberta deve ser sempre uma opção.

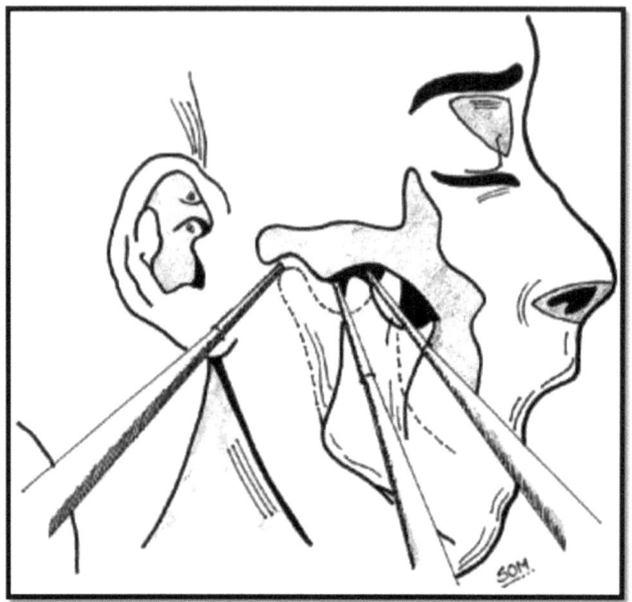

Figura 32: Abordagem endoscópica

ABORDAGEM CORONAL

A incisão coronal ou bitemporal é uma abordagem cirúrgica versátil para as regiões superior e média do esqueleto facial, incluindo o arco zigomático. Proporciona um excelente acesso a estas áreas com complicações mínimas (1). Uma grande vantagem desta abordagem é que a maior parte da cicatriz cirúrgica fica escondida dentro da linha do cabelo. Quando a incisão é alargada para a área pré-auricular, a cicatriz cirúrgica é discreta.[41]

Anatomia cirúrgica

Camadas do couro cabeludo

A mnemónica básica para as camadas do couro cabeludo é "SCALP": S, pele; C, tecido subcutâneo; A, aponeurose e músculo; L, tecido areolar solto; P, pericrânio (periósteo).

A pele e o tecido subcutâneo do couro cabeludo são cirurgicamente inseparáveis, ao contrário destas mesmas estruturas noutras partes do corpo. Muitos folículos pilosos e glândulas sudoríparas encontram-se na gordura subcutânea, logo abaixo da derme. Além disso, não existe um plano de clivagem fácil entre a gordura subcutânea e a camada músculo-aponeurótica. A camada músculo-aponeurótica, também designada incorretamente por gálea (que se refere *apenas* à aponeurose*)*, é constituída pelos músculos frontais (epicrânio) e occipitais emparelhados, pelos músculos auriculares e por uma aponeurose larga. A aponeurose é a verdadeira gálea e possui duas porções, uma extensa aponeurose intermediária entre os músculos frontal e occipital e uma extensão lateral na região temporoparietal, conhecida como *fáscia temporoparietal.* Mais inferiormente, a fáscia temporoparietal é contínua com o sistema músculo-aponeurótico superficial (SMAS) da face. Os músculos frontais emparelhados originam-se da aponeurose galeal e inserem-se na derme ao nível das sobrancelhas. Uma extensão da gálea separa os dois músculos frontais quadrilaterais na linha média da testa. A gálea é uma folha densa e brilhante de tecido fibroso, com cerca de 0,5 mm de espessura, que se estende entre os músculos occipital e frontal. Quando a gálea se move, a pele e a gordura movem-se com ela porque estão intimamente ligadas. Lateralmente, a gálea (ou *fáscia temporoparietal,* como é habitualmente designada) torna-se menos densa, mas continua a ser facilmente dissecável. A artéria temporal superficial situa-se sobre ou dentro desta camada. A fáscia subgaleal é a camada geralmente referida como *a camada areolar frouxa* ou o *plano subaponeurótico.* Esta camada fende-se facilmente, permitindo que a pele, o tecido subcutâneo e as camadas músculo-aponeuróticas sejam removidas do pericrânio.

É neste plano fascial que ocorre a clivagem durante a avulsão traumática do couro cabeludo. O tecido frouxo da fáscia subgaleal permite a livre movimentação da pele sobre o perióteo quando o músculo frontal está contraído. As dissecções anatómicas também revelaram que a fáscia subgaleal pode ser mobilizada como uma camada fascial independente. Para a abordagem coronal de rotina do esqueleto facial, no entanto, essa camada fascial é usada apenas por sua facilidade de clivagem.[41]

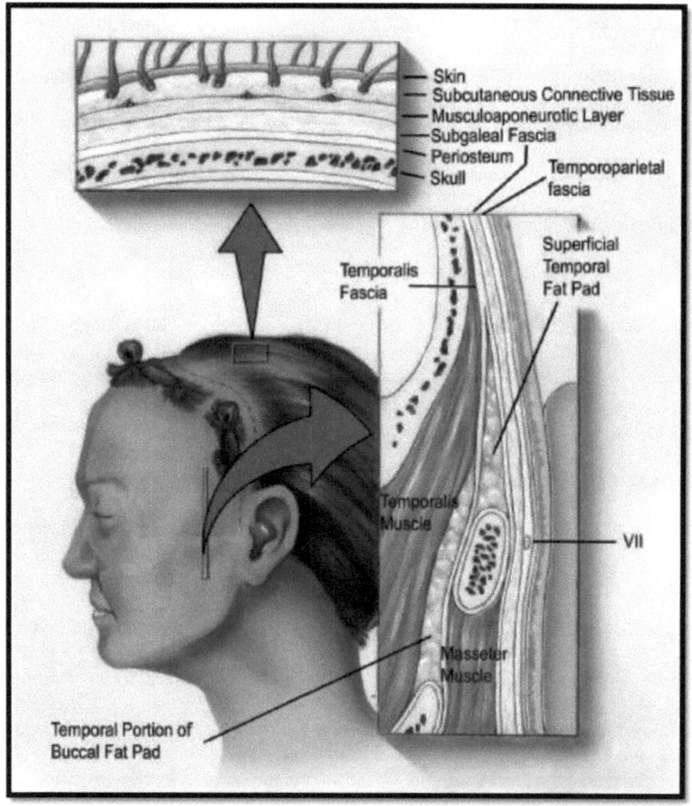

Figura 33: Camadas do couro cabeludo acima da linha temporal superior *(inset superior)* e abaixo da linha temporal superior *(inset direito)*. Figura 33: Camadas

do couro cabeludo acima da linha temporal superior (inserção superior) e abaixo da linha temporal superior (inserção direita): Pele, tecidos subcutâneos, a camada músculo-aponeurótica (gálea nesta ilustração), a camada subgaleal de tecido frouxo, o periósteo (pericrânio) e o osso do crânio. Inset direito: Pele, tecidos subcutâneos, fáscia temporoparietal (ver ramo temporal do VII nervo), camada superficial da fáscia temporal, almofada de gordura superficial, camada profunda da fáscia temporal, músculo temporal acima, almofada de gordura vestibular abaixo e crânio.

Técnica

A abordagem coronal pode ser utilizada para expor diferentes áreas da face superior e média. A camada de dissecção e a extensão da exposição dependem do procedimento cirúrgico específico para o qual a abordagem coronal é utilizada. Em alguns casos, pode ser prudente efetuar uma elevação subperiosteal do retalho coronal a partir do ponto de incisão. O periósteo é libertado com um bisturi ao longo das linhas temporais superiores à medida que se avança anteriormente com a dissecção, deixando os músculos temporais ligados ao crânio. Na maioria dos casos, no entanto, a dissecção e a elevação do retalho coronal são efectuadas no plano subgaleal facilmente clivável. O pericrânio mais profundo pode ser usado como um retalho coronal vascularizado separado para cobertura do defeito.[41]

Localização da linha de incisão e preparação

São tidos em conta dois factores na conceção da linha de incisão. O primeiro é a linha do cabelo do doente. Nos homens, deve ser considerada a recessão da linha do cabelo no pico da viúva e nos vales temporais laterais. Nos homens calvos, a incisão pode ser colocada ao longo de uma linha que se estende de uma área pré-auricular à outra, vários centímetros atrás da linha do cabelo ou mesmo mais posteriormente. As incisões efectuadas mais posteriormente não necessitam de reduzir o acesso ao campo operatório, porque a extensão da exposição esquelética depende da extensão inferior das incisões e não da posição antero-posterior. Nos homens que não são calvos e na maioria das mulheres, a incisão pode ser curvada anteriormente no vértice, paralelamente mas permanecendo 4 a 5 cm dentro da linha do cabelo. Nas crianças, a incisão é preferencialmente colocada bem atrás da linha do cabelo para permitir a migração da cicatriz com o crescimento. Em doentes negros com cabelo curto, a formação de quelóides é também uma preocupação. Podem ser utilizadas incisões em ziguezague para tornar as cicatrizes menos perceptíveis. Se for planeada uma incisão hemicoronal, a incisão curva-se para a frente na linha média, terminando imediatamente a seguir à linha do cabelo. A curvatura anterior da incisão hemicoronal proporciona o relaxamento necessário para a retração do retalho.[41]

Técnicas hemostáticas

A perda de sangue da incisão coronal é maior no início e no final da cirurgia. Podem ser utilizadas três técnicas para reduzir a perda de sangue. Na primeira técnica, é injetado um vasoconstritor no plano subgaleal para promover a hemostasia e ajudar a separar as camadas de tecido. A segunda técnica consiste na inserção de suturas de bloqueio de polipropileno ou nylon 2-0 em cada lado da linha de incisão proposta. Estas suturas são removidas aquando da conclusão do encerramento do couro cabeludo. Na última técnica, são utilizados bisturis especiais de cautério para as incisões no couro cabeludo, mas estes bisturis aquecidos podem danificar os folículos capilares. As medidas múltiplas podem ser úteis para os indivíduos, como os doentes pediátricos, em que a perda de sangue deve ser mantida a um nível mínimo absoluto.[41]

Incisão

A primeira marca é feita na linha média e as marcas subsequentes são feitas lateralmente a distâncias aproximadamente iguais da linha média. 10 ou uma faca especial de diatermia, estendendo-se de uma linha temporal superior para a outra. Para a exposição coronal de rotina, a incisão é efectuada através da pele, do tecido subcutâneo e da gálea, revelando o plano subgaleal de tecido conjuntivo areolar frouxo que cobre o pericrânio. A margem do retalho pode ser rápida e facilmente levantada e dissecada acima do pericrânio. Limitar a incisão inicial à área entre as duas linhas temporais superiores evita a incisão através da fáscia temporal na musculatura temporal, que sangra livremente. A incisão cutânea abaixo da linha temporal superior deve estender-se até à profundidade da camada superficial brilhante da fáscia temporal, no plano subgaleal, contínua com a dissecção acima da linha temporal superior. Um método fácil de garantir que a incisão é efectuada à profundidade adequada consiste em dissecar sem rodeios no plano subgaleal a partir de cima, em direção ao arco zigomático, com uma tesoura curva, e incisar até essa profundidade A extensão pré-auricular da incisão é efectuada dentro de uma prega cutânea pré-auricular ao nível do lóbulo. A dissecção corta o músculo pré-auricular e segue o canal auditivo externo cartilaginoso.[41]

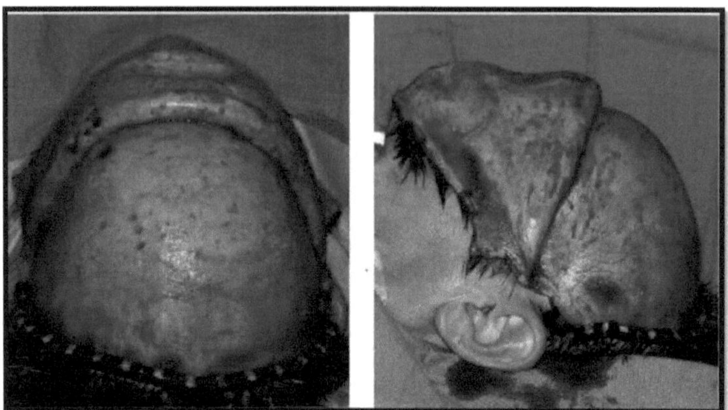

Figura 34: O retalho coronal depois de ter sido dissecado até 3 a 4 cm dos rebordos supra-orbitais. A: Vista superior e (B) vista lateral. Notar que o retalho está suficientemente livre para permanecer passivamente invertido.

Elevação do retalho coronal e exposição do arco zigomático

Após a elevação das margens anterior e posterior da ferida em 1 a 2 cm, podem ser aplicados clipes hemostáticos (clipes de Raney) ou isolados e cauterizados os vasos sangrantes. A cauterização indiscriminada da borda do couro cabeludo incisado produz alopecia e deve ser evitada. Alguns cirurgiões colocam uma esponja de gaze desdobrada sobre a borda cortada do couro cabeludo antes da aplicação do clipe. A gaze pode ser retirada do couro cabeludo antes do encerramento, após a remoção da fila de clips que o acompanha. Nalguns casos, ocorre hemorragia durante o procedimento devido a pequenas veias emissárias que saem através do pericrânio ou do crânio exposto. A cauterização, a aplicação de cera óssea, ou ambas, são úteis nesses casos.[41]

Complicações da cirurgia da ATM

Os danos nas estruturas anatómicas adjacentes podem tornar-se uma grande preocupação quando se realiza qualquer tipo de cirurgia da ATM. As infecções são um segundo grupo importante de complicações e, embora raras (cerca de 2% em todas as 3 categorias), quando ocorrem têm efeitos devastadores para o doente. As taxas de infeção também podem ser vistas como uma comparação da taxa global de infeção em outros procedimentos ortopédicos relacionados com as articulações. Reacções de hipersensibilidade Uma compreensão básica da anatomia da ATM é inerente à compreensão de potenciais complicações. A própria articulação está rodeada de estruturas neurológicas derivadas principalmente dos nervos cranianos V e VII, e de ramos de vasos sanguíneos da artéria maxilar interna e da artéria temporal superficial, predominantemente.[68]

Além disso, a articulação está intimamente envolvida com a base do crânio, partilhando o teto da fossa glenoide com a fossa craniana média, pelo que qualquer lesão das estruturas ósseas da articulação tem o potencial de causar um hematoma intracraniano ou uma fístula do líquido cefalorraquidiano. Um dos problemas associados a alguma da vasculatura que rodeia a articulação, em particular a artéria maxilar, é o facto de estar localizada medialmente à articulação e qualquer lesão da mesma durante um procedimento cirúrgico corre o risco de ter uma hemorragia que não é acessível para a amarração de rotina do vaso. Para a maioria dos cirurgiões que sofreram uma hemorragia da artéria maxilar, o ideal é o isolamento e a ligadura; mas, se não for possível, deve-se considerar o tamponamento e a embolização. A proximidade do ouvido potencializa o dano ao canal auditivo externo, à membrana timpânica e ao ouvido médio. Além disso, a glândula parótida é inferior, mas adjacente à articulação. Certamente, a melhor abordagem para minimizar a taxa de complicações da cirurgia da ATM é o planeamento cirúrgico cuidadoso, a técnica delicada e a preparação para identificar e tratar uma complicação antes que ela ocorra ou imediatamente após a sua expressão. Com o advento da modelação tridimensional, dos arteriogramas de tomografia computorizada (TC) e da ressonância magnética, o cirurgião pode antecipar muitos dos problemas que podem potencialmente ocorrer e planear evitá-los ou tratá-los se ocorrerem. Por exemplo, quando o arteriograma de TC ilustra uma artéria diretamente no campo de uma articulação anquilosada, a utilização de radiologia de intervenção, antes ou durante a cirurgia, pode minimizar ou eliminar a hemorragia intra-operatória com a utilização de embolização selectiva. Este é apenas um dos muitos exemplos de como a utilização da tecnologia e da imagiologia pode ajudar a planear e a realizar uma cirurgia segura da ATM.[71]

Outra complicação aplicável a qualquer tipo de procedimento cirúrgico da ATM é o efeito da ATM sobre a função e a oclusão. Embora a artroscopia tenha um efeito mínimo e temporário na oclusão mandibular, ela tem efeitos significativos na sua função. Os outros dois procedimentos cirúrgicos - artroplastia e reconstrução total da articulação - afectam diretamente a oclusão porque a articulação se torna uma das estruturas estáveis no estabelecimento da mordida. Portanto, uma má oclusão cirúrgica resultante da cirurgia da ATM pode ser facilmente interpretada como uma complicação. Por exemplo, uma substituição total da articulação mal posicionada não perdoaria se a mordida não fosse exatamente correta. Para além disso, a incapacidade de manter a oclusão após uma cirurgia ablativa da ATM pode facilmente resultar numa má oclusão.[72]

DANOS NAS NERVAS

O nervo facial pode ser considerado a segunda estrutura mais importante em risco durante a artroscopia da ATM. Compreender a anatomia do nervo facial à medida que ele passa sobre a ATM é fundamental para todas as cirurgias da ATM. A literatura clássica descreveu uma zona de segurança de aproximadamente 0,8 a 1,8 mm à frente do tragus e aproximadamente 10 mm abaixo da raiz da fossa glenoide. O conceito de cirurgia artroscópica com colocação de um endoscópio ao longo do portal posterior a aproximadamente 10 mm parece ser muito seguro e a dissecção romba de um trocarte tem uma probabilidade mínima de danificar o nervo. [1]

A segunda cânula, se estivermos a utilizar uma técnica multiportas, é colocada cerca de 25 a 35 mm antes do tragus e, normalmente, fica à frente do nervo facial. Deste modo, a colocação dos instrumentos na ATM tem um potencial mínimo de lesão do nervo facial. No entanto, uma hemorragia inadvertida, uma cicatrização ou movimentos aberrantes podem correr o risco de lesão do nervo facial. O nervo craniano V, particularmente a sua terceira divisão, também pode ser danificado durante a artroscopia. Os doentes referem alguma dormência no lábio ou nos dentes. Isto parece ser mais o resultado de um inchaço, porque o nervo em si não está no campo cirúrgico. O extravasamento de fluido para os tecidos circundantes pode causar uma lesão nervosa transitória do nervo craniano V ou VII. A neuropraxia à volta da articulação está normalmente relacionada com um edema temporário e é geralmente de curta duração. Se houver uma lesão permanente do nervo, esta será potencialmente nos ramos zigomáticos frontais e pode ser tratada adequadamente com a utilização de toxina botulínica no lado contralateral da testa ou com um peso de ouro na pálpebra superior, se for de natureza permanente.[76]

A artroscopia também corre o risco de danificar a base do crânio ao colocar inadvertidamente o aparelho numa parte fraca do teto da fossa glenoide.

Os danos nas estruturas articulares são uma complicação potencial. Se o cirurgião se limitar a fazer uma simples lise e lavagem ou a injetar medicamentos, a taxa de complicações é, na sua maioria, insignificante. A utilização de esteróides no interior da articulação é algo controversa, tendo havido alguma sugestão de que uma única unidade de injeção de esteróides pode facilitar a doença articular degenerativa. Por outro lado, os esteróides nas articulações são habitualmente utilizados em ortopedia para outras articulações associadas e a literatura não comprova que uma única utilização de um esteroide na articulação seja problemática. Pode até sugerir-se que a articulação do doente está danificada à partida e que o esteroide é administrado com o objetivo de melhorar a função articular. Na maior parte dos casos, os danos nas estruturas relacionadas dentro da articulação, como a sinóvia, o disco ou a cobertura medial, são mínimos e a articulação tem um efeito reparador considerável. Na maioria das vezes, os cirurgiões encontram articulações danificadas como resultado do processo da doença. Na literatura não há relatos de incidentes em que o cirurgião tenha provocado danos iatrogénicos permanentes numa ATM através da manipulação ou colocação de um instrumento no disco ou no tecido sinovial.[77]

Tratamento de lesões nervosas

Neste caso, é o mesmo que na artroscopia e, se for observada fraqueza nos ramos frontais, o tratamento cosmético da lesão pode ser efectuado com um lifting da testa ou com toxina botulínica no lado adjacente para dar simetria. A incapacidade de fechar a pálpebra é difícil de corrigir anatomicamente, mas a utilização de um peso de ouro na pálpebra superior parece resolver o problema. Não é provável a ocorrência de danos na quinta divisão mandibular do nervo craniano V. No entanto, os doentes referem ter alguma dormência nessa zona, embora pareça ser transitória. Parece tratar-se de um inchaço ou de uma retração que ultrapassou esse nível da cápsula, causando alguma pressão sobre o nervo mandibular à medida que este se desloca paralelamente à articulação e entra no canal alveolar inferior.[79]

SÍNDROME DE FREY

A síndrome de Frey ou sudorese gustativa é uma complicação conhecida tanto da cirurgia da glândula parótida quanto da cirurgia da ATM. Trata-se de uma mistura dos nervos simpáticos e parassimpáticos ao redor da face. O tratamento inclui o uso de toxina botulínica e ou a colocação de um material de enxerto sob a pele na área afetada.[80]

PROBLEMAS DE HEMORRAGIA

A hemorragia intra-operatória em próteses totais de articulações pode ocorrer a partir de alguns dos principais vasos localizados no campo cirúrgico, incluindo a artéria maxilar, a artéria temporal, a artéria massetérica e a artéria facial. Além disso, as veias associadas também podem ser lesadas. Para além disso, devido à remoção e corte dos músculos, especialmente do masseter e de ambos os músculos pterigóides, pode ocorrer uma quantidade significativa de exsudação dessa musculatura. Podem ocorrer danos inadvertidos na artéria massetérica quando a área subjacente à incisura sigmoide não é protegida numa tentativa de remover osso suficiente para colocar a articulação, durante a anquilose,[78] ou em tentativas de remover o processo coronoide. O conhecimento da anatomia vascular e a adesão a uma boa técnica cirúrgica de isolamento dos tecidos moles do osso podem minimizar a hemorragia intra-operatória. O vaso mais importante clinicamente que pode ser danificado na cirurgia da ATM é a artéria maxilar, que corre atrás do colo do côndilo e no nível logo acima da incisura sigmoide. Na maioria dos casos, esta área pode ser protegida com a utilização de instrumentos posteriores e mediais aos cortes ósseos do côndilo. Se a artéria maxilar sangrar, representa uma ameaça intra-operatória significativa devido à falta de acessibilidade para a amarrar, especialmente em anquilose. Há discussões na literatura que sugerem que a amarração do ramo da artéria maxilar ao sair da carótida externa não será suficiente, pois haverá retro-fluxo e o sangramento continuará.[82]

DANOS EM ESTRUTURAS ADJACENTES

Os danos na estrutura adjacente da articulação podem ocorrer quer através de traumatismo direto durante a cirurgia, quer secundário, como resultado de uma hemorragia ou infeção. O ouvido é provavelmente a estrutura mais problemática que pode ter efeitos graves se houver uma deficiência auditiva relacionada com a articulação. A lesão intra-operatória de estruturas adjacentes é sempre uma preocupação como complicação intra-operatória. As estruturas mais relevantes relacionadas com a cirurgia de substituição da articulação da ATM são as 3 áreas que rodeiam o componente condilar, incluindo as estruturas externas e internas do ouvido, as áreas anatómicas mediais à articulação (especificamente a base do crânio) e os danos no aspeto superior da fossa glenoide no espaço intracraniano.[81] Todos estes potenciais As áreas de lesão requerem A lesão do ouvido pode ocorrer se o cirurgião estiver mal orientado ou se a anquilose se estender para o canal auditivo. Além disso, a utilização agressiva de instrumentos, como um cinzel e um martelo, pode causar traumatismos nas áreas relacionadas. O cirurgião deve ter algum tipo de guia anatómico ao abordar a anquilose que se estende adjacente ao canal auditivo. Podem ocorrer danos no próprio canal auditivo durante a cirurgia, mas, mais uma vez, este é um evento raramente descrito. A perfuração do teto da fossa glenoide conduzirá à exposição intracraniana do lobo parietal do cérebro. Neste caso, se a dura-máter estiver intacta, não haverá provavelmente um problema considerável. Se houver uma fuga de líquido cefalorraquidiano ou uma perfuração que pareça suficientemente grande, é necessário efetuar uma consulta de neurocirurgia e vedar o espaço. Um enxerto ósseo, um penso dural ou a utilização da própria prótese podem ser suficientes como salvaguarda. Potencialmente, pode ser colocado um enxerto ósseo e a cirurgia pode ser abortada e devolvida numa data posterior. Uma preocupação é que um corpo estranho, como uma prótese, seja infetado, o que pode levar a uma infeção intracraniana.[80]

INFECÇÕES DA ARTICULAÇÃO TEMPOROMANDIBULAR

O mais ameaçador de todos os problemas de uma substituição total da articulação são as infecções pós-operatórias. As infecções podem ser divididas em agudas, subagudas ou crónicas. Na fase aguda, é possível tratar o doente com antibióticos e/ou abrir a articulação, lavá-la e voltar a selá-la. Na fase crónica, é quase imperativo que os componentes sejam removidos, especialmente a fossa.

A utilização de antibióticos profilácticos para procedimentos dentários é discutível, mas devido à proximidade do côndilo a qualquer tipo de infeção dentária, seria prudente tomar as mesmas precauções que a ortopedia toma no sentido de não haver infecções dentárias ou cutâneas óbvias na área antes da colocação e tratá-las agressivamente se ocorrer uma infeção. A substituição da junta total ou do componente da fossa pode ser efectuada quando se considerar que a lesão está livre de infeção. O acompanhamento da taxa de sedimentação, a contagem de glóbulos brancos e os níveis de proteína C-reactiva são indicadores úteis.[84]

FORMAÇÃO ÓSSEA RECORRENTE

A anquilose recorrente é sempre uma preocupação quando os pacientes já tiveram anquilose anterior, quer seja fibrosa, fibro-óssea ou óssea. A regra cirúrgica geral é tentar criar um espaço tão grande quanto possível para que, se o osso se formar, tenha dificuldade em ligar-se da mandíbula à base do crânio. O uso de enxertos de gordura tem aparentemente minimizado este evento, bem como o uso de ressecções muito amplas. Não existem estudos controlados que sugiram que os enxertos de gordura sejam obrigatórios, mas vários cirurgiões de renome nesta área utilizam rotineiramente enxertos de gordura; no entanto, outros não o fazem. Parece prudente que, se estivermos preocupados com uma anquilose, os doentes tenham uma ressecção ampla do osso para minimizar a capacidade do osso se reaproximar. Além disso, a redução do osso para níveis de periósteo limpo pode muito bem ajudar e evitar uma união fibro-óssea. A utilização de radiação pós-operatória de baixa dose e de medicamentos como a indometacina e o Didrinal podem ajudar a resolver este problema.[74]

DOR PÓS-OPERATÓRIA

A dor pós-operatória pode ser considerada uma complicação potencial. Não é invulgar que um doente que tenha sido submetido a uma cirurgia bilateral se queixe de que um lado se sente perfeitamente bem e o outro lado é doloroso como problema pós-operatório, é um fator real e deve ser abordado com o doente tanto no pré-operatório como no pós-operatório com um tratamento adequado da dor. Uma fonte de dor pós-operatória, especialmente ao fim de um ano, pode ser a formação de cicatrizes no interior da articulação, com o crescimento de tecido na interface entre o côndilo e a fossa. Se for este o caso, é difícil dizer clinicamente que isto está a ocorrer, a não ser que o doente estava bem e depois começa a ter dor ao movimentar a articulação. Esta situação pode ser resolvida com relativa facilidade, através de uma artroplastia simples e da remoção do tecido cicatricial.[67]

AMPLITUDE DE MOVIMENTO

A fraca amplitude de movimentos após a cirurgia pode ser outro problema pós-operatório. A maioria dos doentes perdeu a função muscular do pterigóideo e, por conseguinte, não pode fazer a translação ou deslocar-se de um lado para o outro, embora raramente um doente o possa fazer. No entanto, o movimento de rotação deve permitir ao doente abrir, pelo menos, 30 mm e, em muitos casos, mais de 40 mm. Uma fisioterapia agressiva após a cirurgia pode ser útil. Alguns cirurgiões preferem enviar os seus doentes para um fisioterapeuta durante vários meses, enquanto outros consideram que a utilização de fisioterapia em casa com um dispositivo como o Thera Bite pode permitir que o doente o faça numa base mais regular. Dois dos principais objectivos relacionados com a cirurgia de substituição total da articulação incluem a redução da dor e a melhoria do movimento. É inerente fornecer algum tipo de terapia para melhorar a amplitude de movimento que foi obtida com o procedimento cirúrgico. Aparentemente, os doentes tendem a formar uma cicatriz fibrosa à volta da articulação, que tem de ser reduzida com a fisioterapia pós-operatória. De vez em quando, o doente pode ter a articulação reoperada para reduzir alguma da cicatrização.[68]

Resumo

As abordagens cirúrgicas à articulação temporomandibular (ATM) tratam uma série de perturbações que causam dor, disfunção e problemas estruturais na articulação. Estas abordagens são normalmente consideradas quando os tratamentos conservadores, como a medicação, a fisioterapia e os procedimentos minimamente invasivos, não conseguem proporcionar alívio.

Artrocentese e artroscopia

A artrocentese é um procedimento minimamente invasivo que envolve a inserção de agulhas no espaço articular para irrigar e remover subprodutos inflamatórios. A artroscopia, um passo mais além, utiliza um pequeno endoscópio para visualizar, diagnosticar e tratar a patologia articular. Estas técnicas podem tratar aderências, deslocação do disco e condições inflamatórias, proporcionando alívio da dor e melhoria da função com um tempo de recuperação mínimo.

Reposicionamento e reparação de discos

Para os doentes com desarranjo interno, particularmente envolvendo a deslocação do disco, pode ser efectuado um reposicionamento ou reparação cirúrgica do disco. Técnicas como a discectomia (remoção do disco) ou a plicatura do disco (dobragem e sutura do disco) têm como objetivo restaurar a mecânica normal da articulação e reduzir a dor.

Cirurgia de articulação aberta

Em casos de lesões articulares graves, é necessário efetuar uma cirurgia articular aberta. Os procedimentos incluem a condilectomia (remoção do côndilo mandibular), a reconstrução da articulação com enxertos autógenos (utilizando o tecido do próprio doente) ou materiais aloplásticos (implantes sintéticos). As cirurgias abertas permitem o acesso direto à articulação para um tratamento completo, mas requerem uma recuperação mais longa e implicam riscos mais elevados.

Substituição total da articulação (TJR)

A substituição total da articulação é considerada para doenças da ATM em fase terminal, quando outras intervenções cirúrgicas são ineficazes. As articulações protésicas personalizadas ou de reserva substituem os componentes danificados da ATM, com o objetivo de restaurar a função e aliviar a dor. A substituição total da articulação implica uma recuperação e reabilitação significativas, mas pode oferecer benefícios substanciais a longo prazo.

Técnicas emergentes

Os avanços recentes incluem abordagens de medicina regenerativa, como a utilização de células estaminais e engenharia de tecidos para promover a reparação e regeneração das articulações. Estas técnicas ainda estão em fase experimental, mas são promissoras para futuros tratamentos da ATM.

Em geral, a escolha da abordagem cirúrgica depende do distúrbio específico da ATM, da gravidade dos sintomas e da saúde geral do paciente. Uma abordagem multidisciplinar assegura frequentemente resultados óptimos para os pacientes submetidos a cirurgia da ATM.

Referências

1. DINGMAN RO, GRABB WC. Anatomia cirúrgica do ramo mandibular do nervo facial baseada na dissecção de 100 metades faciais. Cirurgia Plástica e Reconstrutiva. 1962 Mar 1;29(3):266-72

2. Al-Kayat A, Bramley P. Uma abordagem pré-auricular modificada à articulação temporomandibular e ao arco malar. British Journal of Oral Surgery. 1979 Jan 1;17(2):91-103.

3. Kreutziger KL. Abordagem microcirúrgica da articulação temporomandibular: um novo horizonte. Arquivos de Otorrinolaringologia. 1982 Jul 1;108(7):422-8.

4. Popowich L, Crane Jr RM. Acesso pré-auricular modificado ao aparelho temporomandibular: experiência com vinte e oito casos. Cirurgia Oral, Medicina Oral, Patologia Oral. 1982 Sep 1;54(3):257-62.

5. Walters PJ, Geist ET. Correção de desarranjos internos da articulação temporomandibular através da abordagem auricular posterior. Journal of oral and maxillofacial surgery. 1983 Sep 1;41(9):616-8.

6. Kreutziger KL. Cirurgia da articulação temporomandibular. I. Anatomia cirúrgica e incisões cirúrgicas. Cirurgia oral, medicina oral, patologia oral. 1984 Dec 1;58(6):637-46.

7. Obwegeser HL. Abordagem temporal da ATM, da órbita e da região retromaxilar-infracraniana. Cirurgia de cabeça e pescoço. 1985 Jan;7(3):185-99.

8. Sawhney CP. Anquilose óssea da articulação temporomandibular: acompanhamento de 70 pacientes tratados com artroplastia e interposição de espaçador acrílico. Plastic and reconstructive surgery. 1986 Jan 1;77(1):29.

9. Walker RV, Kalamchi S. Uma técnica cirúrgica para a gestão do desarranjo interno da articulação temporomandibular. Jornal de cirurgia oral e maxilofacial. 1987 Abr 1;45(4):299-305.

10. Kryshtalskyj B, Weinberg S. Uma avaliação do síndroma auriculotemporal após cirurgia da articulação temporomandibular através da abordagem pré-auricular. Jornal de cirurgia oral e maxilofacial. 1989 Jan 1;47(1):3-6.

11. Politis C, Stoelinga PJ, Gerritsen GW, Heyboer A. Resultados a longo prazo da intervenção cirúrgica na articulação temporomandibular. CRANIO®. 1989 Oct 1;7(4):319- 30.

12. Moses JJ, Poker ID. Artroscopia da articulação temporomandibular: a abordagem endaural. Revista internacional de cirurgia oral e maxilofacial. 1989 Dec 1;18(6):347-51.

13. Pogrel MA, Kaban LB. O papel de um retalho de fáscia e músculo temporal na cirurgia da articulação temporomandibular. Jornal de cirurgia oral e maxilofacial. 1990 Jan 1;48(1):14-9.

14. Kaban LB, Perrott DH, Fisher K. Um protocolo para o tratamento da anquilose da articulação temporomandibular. Journal of oral and maxillofacial surgery. 1990 Nov 1;48(11):1145-51.

15. Weinberg S, Kryshtalskyj B. Função do nervo facial após cirurgia da

articulação temporomandibular utilizando a abordagem pré-auricular. Journal of oral and maxillofacial surgery. 1992 Oct 1;50(10):1048-51.

16. Nitzan DW, Bar-Ziv J, Shteyer A. Gestão cirúrgica da anquilose da articulação temporomandibular tipo III através da retenção do côndilo e do disco deslocados. Jornal de cirurgia oral e maxilofacial. 1998 Oct 1;56(10):1133-8.

17. Chidzonga MM. Anquilose da articulação temporomandibular: revisão de trinta e dois casos. Jornal Britânico de Cirurgia Oral e Maxilofacial. 1999 Abr 1;37(2):123- 6.

18. Talebzadeh N, Rosenstein TP, Pogrel MA. Anatomia das estruturas mediais à articulação temporomandibular. Oral Surgery, Oral Medicine, Oral Pathology, Oral Radiology, and Endodontology. 1999 Dec 1;88(6):674-8.

19. Vilela MD, Rostomily RC. Abordagem da fossa pré-auricular subtemporal-infratemporal preservando a articulação temporomandibular: técnica cirúrgica e aplicação clínica. Neurosurgery. 2004 Jul 1;55(1):143-54.

20. Politi M, Toro C, Cian R, Costa F, Robiony M. A abordagem subfascial profunda da articulação temporomandibular. Journal of oral and maxillofacial surgery. 2004 Sep 1;62(9):1097-102.

21. Reiter S, Winocur E, Gavish A, Eli I. Limitação grave da abertura da boca. Refu'at Ha-peh Veha-shinayim (1993). 2004 Oct 1;21(4):36-46.

22. Alomar X, Medrano J, Cabratosa J, Clavero JA, Lorente M, Serra I, Monill JM, Salvador A. Anatomia da articulação temporomandibular. InSeminars in Ultrasound, CT and MRI 2007 Jun 1 (Vol. 28, No. 3, pp. 170-183). WB

Saunders.

23. Vilanova JC, Barceló J, Puig J, Remollo S, Nicolau C, Bru C. Diagnóstico por imagem: ressonância magnética, tomografia computadorizada e ultrassom. InSeminars in Ultrasound, CT and MRI 2007 Jun 1 (Vol. 28, No. 3, pp. 184191). WB Saunders.

24. Chow TK. Cirurgia de articulação aberta para a articulação temporomandibular (ATM). Diário Médico de Hong Kong. 2007;12(10).

25. Ingawale S, Goswami T. Temporomandibular joint: disorders, treatments, and biomechanics. Anais de engenharia biomédica. 2009 maio;37:976-96.

26. Yang L, Patil PM. A abordagem transparotídea retromandibular às fracturas subcondilianas da mandíbula. Revista internacional de cirurgia oral e maxilofacial. 2012 Abr 1;41(4):494-9.

27. Wolford LM, Rodrigues DB. Patologias da Articulação Temporomandibular (ATM) em Pacientes em Crescimento: Efeitos no crescimento facial e tratamento cirúrgico. Manual de crescimento e monitorização do crescimento na saúde e na doença. 2012:1809-27.

28. Komune N, Komune S, Morishita T, Rhoton Jr AL. Anatomia microcirúrgica da ressecção subtotal do osso temporal em bloco com a glândula parótida e a articulação temporomandibular. Operative Neurosurgery. 2014 Jun 1;10(2):334-56.

29. Larheim TA, Abrahamsson AK, Kristensen ML, Arvidsson LZ. Diagnóstico da articulação temporomandibular utilizando a TCFC. Dentomaxillofacial

Radiology. 2015 Jan;44(1):20140235.

30. Hoffman D, Puig L. Complicações da cirurgia da ATM. Clínicas de Cirurgia Oral e Maxilofacial. 2015 Feb 1;27(1):109-24.

31. Qiu YT, Yang C, Chen MJ, Qiu WL. Poderá uma nova abordagem cirúrgica à articulação temporomandibular melhorar o acesso e reduzir as complicações? Journal of Oral and Maxillofacial Surgery. 2016 Jul 1;74(7):1336-42.

32. Hakim TA, Shah AA, Dar M. Abordagem pré-auricular versus abordagem retromandibular no tratamento de fracturas do côndilo - um estudo comparativo. 2017 out;56(2):345-351

33. Dimitroulis G. Gestão das perturbações da articulação temporomandibular: A perspetiva de um cirurgião. Jornal dentário australiano. 2018 Mar;63:S79-90.

34. Matsubara R, Yanagi Y, Oki K, Hisatomi M, Santos KC, Bamgbose BO, Fujita M, Okada S, Minagi S, Asaumi J. Avaliação dos achados de ressonância magnética e sintomas clínicos em pacientes com distúrbios da articulação temporomandibular. Radiologia Dentomaxilofacial. 2018 May 1;47(4):20170412.

35. Koirala U, Subedi S. Abordagem retromandibular transparotídea para fratura subcondilar da mandíbula: Um estudo retrospetivo. Traumatologia Dentária. 2021 Apr;37(2):314-20.

36. Anantanarayanan P, Elavenil P, Bhoj M. Surgical Approaches to the Temporomandibular Joint (Abordagens cirúrgicas da articulação temporomandibular). Distúrbios da articulação temporomandibular: Princípios

e prática atual. 2021:171-87.

37. Kucukguven A, Demiryurek MD, Vargel I. Inervação da articulação temporomandibular: Estudo anatómico e implicações clínicas. Anais de Anatomia - Anatomischer Anzeiger. 2022 Feb 1;240:151882.

38. Wilkie G, Al-Ani Z. Anatomia, função e relevância clínica da articulação temporomandibular. British Dental Journal. 2022 Oct 14;233(7):539-46.

39. Shah B. Overview and Perspective of TMJ Surgery in Skeletal Malocclusion (Visão Geral e Perspetiva da Cirurgia da ATM na Maloclusão Esquelética). InSurgically Facilitated Orthodontic Therapy: An Interdisciplinary Approach 2023 Jun 3 (pp. 653-694). Cham: Springer International Publishing.

40. Wroclawski C, Mediratta JK, Fillmore WJ. Recent Advances in Temporomandibular Joint Surgery (Avanços recentes na cirurgia da articulação temporomandibular). Medicina. 2023 Aug 2;59(8):1409.

41. Ellis E, Zide MF, editores. Surgical approaches to the facial skeleton (Abordagens cirúrgicas do esqueleto facial). Lippincott Williams & Wilkins; 2006.

42. Mercuri LG, Psutka D. Utilização perioperatória, pós-operatória e profiláctica de antibióticos na cirurgia de substituição da articulação temporomandibular total aloplástica: um inquérito e diretrizes preliminares. J Oral Maxillofacial Surg 2011;69:2106.

43. Melchiorre D, Calderazzi A, Maddali Bongi S, et al. A comparison of ultrasonography and magnetic resonance imaging in the evaluation of

temporomandibular joint involvement in rheumatoid arthritis and psoriatic arthritis. Rheumatology (Oxford) 2003;42:673-676.

44. Nordahl S, Alstergren P, Eliasson S, Kopp S. Interleukin-IB no plasma e no líquido sinovial em relação a alterações radiográficas nas articulações temporomandibulares artríticas. Eur J Oral Sci 1998;106:559-563.

45. Ellis E 3º. Fracturas do processo condilar da mandíbula. Facial Plast Surg 2000;16:193-205.

46. Van Sickels JE, Parks WJ. Lesões da região da articulação temporomandibular. In: Fonseca RJ (ed). Cirurgia Oral e Maxilofacial, vol 3. Philadelphia: Saunders, 2000:136-148.

47. Choi BH, Huh JH, Yoo, JH. Achados tomográficos computadorizados do côndilo mandibular fraturado após redução aberta. Int J Oral Maxillofacial Surg 2003;32: 469-473.

48. Brandt MT, Haug RH. Redução aberta versus fechada de fracturas do côndilo mandibular em adultos: Uma revisão da literatura sobre a evolução dos pensamentos actuais sobre a gestão. J Oral Maxillofac Surg 2003;61:1324-1332.

49. Voog U, Alstergren P, Eliasson S, Leibur E, Kallikorm R, Kopp S. Progressão das alterações radiográficas nas articulações temporomandibulares de pacientes com artrite reumatoide em relação a marcadores e mediadores inflamatórios no sangue. Ata Odontol Scand 2004;62:7-13.

50. Schiffman E, Fricton JR, Haley D, et al. A prevalência e as necessidades de

tratamento de indivíduos com desordens temporomandibulares. J Am Dent Assoc 1989;120:295- 301.

51. Henry A, Mehra P. Reconstrução da ATM e do côndilo na artrite inflamatória. Jornal de Biologia Oral e Investigação Craniofacial. 2022 Sep 1;12(5):623-32.

52. Moss ML, RankowRM : O papel da matriz funcional no crescimento mandibular. Angle orthod 38: 95, 1968.

53. Nelson C.L: CCG para reconstrução pós-traumática da ATM - Relato de casos J Oral MaxiilofacSurg 47;1030-1036,1989

54. Obeid G, Guttenberg SA, ConnolePN : Enxerto costocondral na substituição do côndilo e reconstrução mandibular. J Oral maxillofacSurg 46: 177, 1988.

55. Patrick C, Craneford M.H, Hollies L.H: Reconstrução da ATM utilizando CCG composto e enxerto ósseo da crista ilíaca - Uma nova técnica. J Oral MaxiilofacSurg 66; abril de 2008

56. Philip W, Boyne J: Anquilose óssea da ATM - relatos de casos de crianças tratadas com implantes de côndilo de Delrine. J Oral MaxiilofacSurg 44; 861-865,1990

57. Politis C, Fossion E, BossuytM : A utilização de enxertos costocondrais na artroplastia da articulação. J CraniomaxilofacSurg 15: 345-354, 1987.

58. Poswillis D.E: Reconstrução biológica do côndilo mandibular British J Oral MaxiilofacSurg 25;100-107,1987

59. Rajgopalashok et al : TMJ ankylosis: Relato de 15 casos J Oral MaxillofacSurg

53:37-41,1983

60. Rowe N.L: Surgery of TMJ, J of plastic royal society of medicine65; 383, 1972

61. Xia L, Zhang Y, An J, Chen S, He Y. Avaliação da remodelação dos côndilos reconstruídos por osteogénese de distração de transporte no tratamento da anquilose da articulação temporomandibular. Jornal de Cirurgia Cranio-Maxilo-Facial. 2020 maio 1;48(5):494-500.

62. Saeed NR, Hensher R et al: Reconstrução da ATM autógena comparada com aloplástica. British J Oral MaxiilofacSurg 40; 296-299, 2002

63. Rahman AM. Enxertos autógenos para reconstrução condilar no tratamento da anquilose da articulação temporomandibular: Uma revisão sistemática dos conceitos actuais. Jornal de Pesquisa e Revisão Odontológica. 2021 Oct 1;8(4):233.

64. Shetye PR, Grayson BH, Mackool RJ et al : Estabilidade e crescimento a longo prazo após distração mandibular unilateral em crianças em crescimento com microssomia craniofacial. PlastReconstrSurg 95; 118(4): 985-95, Sep. 2006.

65. Stadnicki G et al: Côndilo duplo congénito da mandíbula causando anquilose da ATM J oral cirurg 29; março de 1971

66. Stricken S, Chassagne: Reconstrução da ATM e suas alternativas Rev. Stomatol. Chir.maxillofacial 91;158-164,1990

67. Schwartz H.C, Relle R.J: Osteogénese de distração para reconstrução da ATM. J Oral MaxillofacSurg 66; 718-723,2008

68. Taures, Jordan et al: Anquilose da ATM corrigida com prótese de ouro. J Oral Surg 30; out. 1972

69. Thurmulla P, Troulis M et al: Utilização de ultra-sons para avaliar a cicatrização de uma ferida de distração mandibular. J Oral MaxillofacSurg 61; 615-620, 2003

70. Tuz HH, Kisnisci RS, Gunhan O: Avaliação histomorfométrica das alterações a curto prazo no músculo masseter após o alongamento da mandíbula de coelho por osteogénese de distração. J Oral MaxillofacSurg 61, 615-620, maio de 2003.

71. Anderson SR, Pak KY, Vincent AG, Ong A, Ducic Y. Reconstrução do côndilo mandibular. Cirurgia Plástica Facial. 2021 Dec;37(06):728-34.

72. Lindquint C, RihakariA,Tasanen H et al : Enxertos costocondrais autógenos na artroplastia da articulação temporomandibular. Um estudo de 66 artroplastias em 60 pacientes. J MaxillofacSurg 14 (3); 143-9 Jun 1986.

73. Long H.Y, Xiaoming G et al: Enxertos de processo coronoide modificados combinados com osteotomia de divisão sagital para tratamento de anquilose bilateral da ATM. J Oral MaxiilofacSurg 60;11-18,2002.

74. Losken HW, Patterson GT, Tate D et al : Avaliação geométrica da distração mandibular. J CraniofacSurg 6(5) : 395-400, set 1995.

75. Markowitz R, Allen M.T: Reconstrução do côndilo mandibular utilizando osteotomias de Ramus - Um relatório preliminar. J Oral MaxiilofacSurg 47; 367-377, abril de 1989.

76. McCarthy JG, Schreiber J, Karp N: Alongamento da mandíbula humana por distração gradual. Plastreconstrsurg89 : 1-8, 1992.

77. Mc.Cormick S.K, Mc Carthy J.G, Grayson B.H et al: Effect of mandibular distraction in the TMJ, Part 1&2 canine study J Craniofac. Surgery 6;358,1995 J Craniofac. Surgery 6;364,1995.

78. Mercuri LG, Wolford LM, Sanders B, et al: Sistema personalizado de reconstrução total da articulação temporomandibular CAD/CAM: Preliminary multicenter report. J MaxillofacSurg 53; 106-115,1995.

79. Meyer U. et al: Efeito da magnitude e frequência da tensão interfragmentária na resposta dos tecidos à osteogénese de distração. J Oral MaxillofacSurg 57; 13311339, 1994.

80. Meyer U, Meyer T, Schlegel W et al: Diferenciação de tecidos e síntese de citocinas durante a formação óssea relacionada com a tensão na osteogénese de distração. British J Oral MaxiilofacSurg 39; 2001.

81. Molina F, Ortiz MonasterioF : Alongamento e remodelação mandibular por distração: um adeus às grandes osteotomias. PlastreconstrSurg 96: 825, 1995

82. Wax MK, Winslow CP, Hansen J et al: Uma análise retrospetiva da reconstrução da articulação temporomandibular com retalho microvascular de fíbula livre. Laryngoscope 110: 977-981, 2000

83. Sidebottom AJ, Gruber E. Análise prospetiva dos resultados e complicações num ano após a substituição total da articulação temporomandibular com o sistema TMJ Concepts. Br J Oral Maxillofacial Surg 2013;51:620-4.

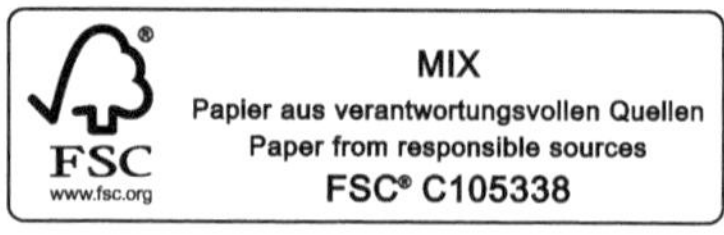

Printed by Books on Demand GmbH, Norderstedt / Germany